Beautiful Life

Beautiful Life

Beautiful Life

Beautiful Life

在日常生活中實踐快樂安老的祕訣！
日本現象級暢銷書《80歲の壁》之具體實踐版
和田秀樹醫師寫給所有人的百歲人生指南

幸齡人生

80個樂活康養 從容百歲的生活提案

80歳の壁〔実践篇〕幸齢者で生きぬく80の工夫

日本精神科權威·高齡醫學專家
和田秀樹——著
林慧雯——譯

推薦

跳脫制約，追求快樂的指引

我每次看和田秀樹醫師的書都很開心，因為我很不喜歡被制式的條框所約束，和田醫師的書好像在呼喚我要跳脫制約，追求快樂的指引。

我父親在過世前幾年已近八十歲了，他很喜歡喝咖啡，但是媽媽幾乎是不允許而且是禁止的。我偶爾回家會偷偷買一杯陪父親到屋外空曠的地方喝，父親一臉滿足，品嚐手中的咖啡，看著遠方的稻田，享受微風吹拂臉龐的愜意。這時我不禁會想，咖啡因對健康的減分和心情愉悅對健康的加分，到底哪一方對他有比較大的幫助？

我從事多年的高齡照顧事業，也了解到高齡者在最後人生階段，因為種種健康因素和疾病治療受到很多限制，生活因此過得很苦悶，等到過世之後，子女內心留有很多遺憾，雖然祭拜供桌上放滿長輩生前喜歡吃的食物，但是子女雙眼含淚看著擺放的食物越多，心中的遺憾也越多。

這裡提一個案例，我們照顧多年的一位很含蓄很客氣的爺爺過世了，孝順的兒子和媳婦翻看著我們的照顧紀錄本，一邊緬懷父親一邊和我訴說：直到過世的前幾年透過我們的居服員，他們才知道父親最喜歡吃青蛙煮蒜頭清湯，最討厭吃烤番薯，因為從小鄉下貧窮吃怕了，他也很喜歡唱歌。

客氣的父親不好意思說出口，孝順的兒子忙於工作忽略與父親深談，還好機敏的居服員透過聊天得知爺爺藏在心裡的期待，滿足爺爺想吃的美食，陪爺爺放下羞澀的感情，唱了好多他想唱的歌。

父親雖然走了，兒子卻覺得父親最後那段歲月過得非常快樂，他含著淚一直重覆這句話，心中雖有萬般不捨，但是父子彼此應該沒有遺憾，這就是和田秀樹醫師所倡議的「對想吃食物的忍耐，對想做的事情忍耐，是阻礙健康長壽的大敵」。

和田醫師的書從《幸齡人生70開始》，到這本談八十歲人生的生活實踐，都是以不一樣的健康定義來談高齡者的幸福人生。因為已經活到高齡了，未來的日子以愉悅的心情為重，更何況未來不算長的日子有著不可知的身體變化和衰老，讓自己吃得營養和開心地生活，比為了多活一些日子力行嚴格的養生計畫來得有意義。

看完整本書更會感覺和田醫師的體貼，他以不同的方式鼓勵高齡長輩想吃就去吃，營養會更均衡；想動就去動，不用設定太嚴格的目標，只要願意動，對維持身體的生活能力就有幫助，所以他很體貼地說「做自己想做的事，不要勉強，不要忍耐」，光這句話我就很欣賞，並且願意繼續看完整本書。

看完這本書後我的行動是什麼?買一雙好鞋。因為和田醫師說：買一雙好鞋，就等於買到一雙健康的雙腳。用健康的雙腳走去吃美食，走看人生百態，和好友一起看山看水，享受夕陽無限好，彩霞正滿天的人生。

李宗勇
中化銀髮事業股份有限公司 總經理

推薦

樂活康養從容百歲
優雅自在平順跨越

本書為精神科醫師和田秀樹憑藉多年臨床經驗與對高齡者的細膩觀察，所撰寫的「高齡人生三部曲」之一。此系列著作完整描繪了從七十歲起面對老化心理轉折，到八十歲後重建生活價值的歷程。

其中，《幸齡人生70開始》（商周出版）為邁入高齡階段的人們提供了清晰而務實的人生指引；《如果活到80歲》（方言文化）則打破「八十歲即是人生終點」的迷思，主張在百歲人生的時代，真正的終點其實還遠在二十年之後。

本書則更進一步，將前兩冊的理念落實於生活細節之中，將抽象的思維轉化為具體可行的實踐方案。從七十歲的「自我釋放」、八十歲的「價值重構」，到本書所倡導的「生活落地」，和田醫師跳脫傳統醫療對老年生活的僵化框架，提出「不強求、少限制、多快樂」的黃金守則，重新賦予高齡者主體性、選擇權與溫柔自由。

這本書不僅為高齡者帶來深具啟發性的生活準則，也為中年照護者、醫療從業人員與整體社會提供一幅更人性化、更自由的老後人生藍圖。不再僅止於理念上的倡議，而是聚焦於「如何在日常生活中實踐快樂老化」。

全書以親切自然的語調，結合嚴謹的醫學與心理學基礎，深入淺出地說明高齡者如何安排飲食、建立良好睡眠習慣，以及規劃適合自己的日常節奏。透過這些具體可行的建議，不僅協助長者本人，也讓其家人與照護者得以調整心態、重構生活觀。

書中強調：「與其活得長，不如活得有趣、有尊嚴。」這樣的核心理念，讓許多高齡讀者感到釋懷與安心，也重新認識了「老」的價值與可能性。更可貴的是，本書所提出的建議貼近日常，易於執行，且充滿人情味。像是鼓勵長者多去便利商店走動、無需過度在意體重或鹽分攝取、適度享用甜食亦無妨，甚至連洗澡的頻率也可因人而異、彈性調整。

這些看似「反常規」的建議，實則蘊含著一種更人性化、可持續的高齡生活哲學，讓人得以在實踐中找到餘裕與自在。在「預防醫學」備受重視的當代社會，本書所倡導的「快樂老化」，為長壽人生開啟了身心平衡、輕鬆自在的新視角。

根據行政院內政部最新公布的資料，二〇二三年臺灣國人的平均壽命已達八十．二三歲，較前一年增加了零．三九歲。其中男性平均壽命為七十六．九四歲，女性則達到八十三．七四歲。如今，邁入八十歲、甚至百歲人生已非遙不可及。然而，對於仍行走在人生後半場的我們而言，該如何走得優雅、有尊嚴、而不失樂趣？

有幸曾為《幸齡人生70開始》撰寫推薦序，分享個人對高齡生活的所思所感，如今再度獲邀為本書作序，倍感榮幸。多年來，我持續關注高齡族群的樂活生活、智慧健康照護及機能營養飲食的實踐與推廣。期盼藉由本書的出版，為這些關心者與實踐者提供具體可行的參考與啟發。

這本書不僅延續了和田醫師對高齡議題的深刻洞察，更以溫暖務實的方式，為七十歲之後、特別是八十歲以後的不同老化階段，提供明確、可依循的生活指標。相信本書將成為高齡者、其家屬與照護者手中極具實用價值的指南，也為我們每一位正在走向未來的讀者，描繪出一條可實踐的「康養樂活」之路。

簡剛民 博士
尚立集團 董事長

前言

不放棄，不忍耐，才是健康長壽的祕訣

為什麼人類會以「八十歲」為分水嶺，一過八十歲就瞬間衰老呢？這是我長年來抱持的單純疑問，也是我身為老年精神科醫師的研究主題之一。

從醫學與生物學方面，當然都能舉出許多理由說明這個現象。不過，近年來我觀察到一個讓人在八十歲這個「好記數字」開始衰老的最大原因。

因為有越來越多人在「八十歲」這個年紀開始決定「放棄」某些事物。

例如：「都已經八十歲了，就不要繼續開車」、「在傘壽停止學習」等，人們經常會在八十歲（在日本八十歲又稱傘壽）為自己的人生畫上大大的「休止符」。

一旦放棄做某些事，外出的機會就會越來越少，大腦與身體也會變得越來越不聽使喚，一口氣加速身心老化的速度。也就是說，「放棄」做某些事會縮短健康壽命。

延長健康壽命有兩個關鍵，一是「不要放棄」。雖然隨著年齡漸長，能做的事情自然會越來越少，但花點心思靈活運用「剩餘的能力」，想辦法「持續去做」，就能延長健康壽命。

另一個關鍵則是「不要忍耐」。我舉幾個例子，大家不妨看看自己是不是正「忍耐」不做這些事呢？

- 其實心裡很想吃某些食物，卻因為「對健康不好」而忍耐。
- 雖然很想去做某些事，但因為年紀大了，於是忍耐不做。

我認為像這種「忍耐飲食」與「忍耐不做想做的事」，就是阻礙健康長壽的內在大敵。

也許是因為日本人至今仍深受《養生訓》（譯註：江戶時代儒者貝原益軒的著作）影響，在健康方面依然願意不厭其煩地忍耐。不過，「為了健康而忍耐」這種想法，在我看來其實「更不健康」。事實上，「忍耐」會縮短健康壽命。一旦做了不必要的忍耐，會導致ＮＫ細胞（自然殺手細胞）的活性降低，使免疫力下降，甚至會提升罹患癌症等重大疾病的風險。

人體充滿了各種不確定性，當然也會有「忍耐奏效」的時候。不過，在「忍耐」與「以自己的感受為主來行動」兩者當中，究竟哪一種可以延長健康壽命，其實連醫師也不知道。

既然如此，我會建議大家「吃想吃的食物、積極愉快地生活」，這也是我在前一本著作《如果活到80歲》提到的概念。因為就算是高齡長者，也可以過著幸齡人生。這樣的想法在本書依然沒有改變。

本書正是以這樣的想法為基礎，與大家探討實現健康長壽的「八十個訣竅」。其中包含了飲食方式、睡眠方式、入浴方式、家事、運動相關的各種實踐技巧。雖然是「八十」個訣竅，不過在每一個訣竅當中又囊括了許多小技巧，包含了上百個醫師提供的建議與見解。

當人類活到八十歲左右，身體狀況會表現出極大的差異。我的建議當然不可能適合世上所有的高齡長者。如果你在閱讀本書時，可以發現「這個主意好像挺適合自己」那就再好也不過了。即使只有一兩個也無所謂，因為只要能實踐其中一兩個訣竅，或許就可以延長你的健康壽命了。

「在接受老化的過程中，不做無謂的忍耐。然後，再以聰明的方式持續去做自己可以做到的事。」這就是通往健康晚年的最佳路徑。反之，「放棄」與「忍耐」則是縮短人生的「負面咒語」。

我打算在本書中告訴大家各式各樣可以破除詛咒的知識與智慧。由衷希望本書能助大家一臂之力，笑著度過往後的人生，身為作者的我認為沒有比這更值得高興的事了。

和田秀樹

目次

第1章　多吃美味的食物

第2章
對藥物、醫師、數值都要抱持懷疑

第3章 給大腦及心靈任性的空間

第4章

做不到就果斷放棄，做得到就繼續努力

第5章 盡情玩樂、外出、歡笑吧！

第 1 章

多吃美味的食物

1 伊莉莎白女王美麗長壽的祕訣就在於蛋白質？

據說，英國伊莉莎白女王生前堅守好幾項「健康法則」，而且每天都親身實踐。根據媒體透露，她特別著重維持「規律的生活」，每天都在晚間十一點就寢，早晨七點半起床，在八點半左右享用早餐。

在「運動」方面，以「愛馬」聞名的伊莉莎白女王，每天都會花一到兩個小時騎馬，此外每天還會花三十分鐘左右做伸展。

在飲食方面，據說也很注重「攝取身體所需的蛋白質量」。她每天都會「攝取大量的蛋白質、蔬菜與水果」，若是沒有與人聚餐，午餐大部分都是吃烤雞或烤魚。

在女王的健康法則中，最讓我眼睛一亮的就是她刻意攝取大量蛋白質。女王直到晚年依然兼具美麗的外表與敏銳的判斷力，到了九十六歲高齡依然維持健康長壽，我認為攝取大量「蛋白質」絕對是很重要的關鍵。

我在前一本著作《如果活到80歲》中也曾提及：「特別是高齡長者更應該吃肉」，最大的原因就是從肉類當中「可以攝取到充足的蛋白質」（一般提到高齡長者指的是六十五歲以上的人，不過本書中指的是七十五歲以上的人。此外，本書也延續上一本著作中的稱呼，在七十五歲以上的高齡長者中特別健康的人，我稱呼為「幸齡者」）。

話說回來，即使一樣是「肉類」，隨著種類及部位不同，蛋白質含量也會有所差異，不過基本上蛋白質都會佔肉類總重量的百分之十五到二十三左右。比起白飯（約百分之三）、蔬菜（約百分之一到三），肉類的蛋白質含量可說是遙遙領先。

所以，我才會對一般「沒有充分攝取蛋白質」的高齡長者，強調「吃肉」的重要性。

榮幸的是，有許多閱讀過我前一本著作的讀者，都對我提出了許多跟「肉食」相關的疑問。

「牛肉、豬肉、雞肉等都是肉類，要吃哪一種肉比較好呢？」

「我的牙齒不好，吃起肉來很不容易，該怎麼辦才好呢？」

「究竟要吃哪種肉、要吃多少分量比較好呢？」

大家提出了諸如此類的問題。

因此，在這本書我打算詳細解釋與健康長壽密不可分的「肉類食用方式」。首先，我想告訴大家「吃肉」對人體有多麼重要。

如前所述，肉類最大的優點就是含有大量的蛋白質。蛋白質的英文是「Protein」，這是從希臘文「第一」的意思演變而來。蛋白質正如其名，對人體而言是「第一」需要的營養素。

蛋白質是形成人體內臟、肌肉、皮膚等的主要成分。**若是蛋白質不足，不**

僅內臟功能會衰退、肌肉量會下滑，皮膚狀態也會惡化。

更重要的是，蛋白質也是形成免疫抗體、荷爾蒙、酵素等掌控人體的重要物質的原料。因此，一旦蛋白質不足，身體缺乏製造免疫抗體的原料，免疫功能就會下滑。

正如大家所知，高齡長者很容易感染肺炎（死因第五名），甚至致死，比起年輕人，高齡長者罹患肺炎更容易演變為重症，這也是因為蛋白質不足導致免疫力低落的緣故。

反之，如果是平時有充分攝取蛋白質的人，例如伊莉莎白女王，就能享有健康長壽的人生。有一項調查是請一百位超過百歲的人瑞「記錄三天內的飲食內容（共九餐）」，結果在總共九百餐（一百人×九餐）當中，「百歲人瑞」有八百零九餐（百分之八十九．九）都有充分攝取蛋白質。

2 一天再多吃五十克的肉吧！

除了肉類，像是魚類及乳製品中也都含有蛋白質。此外即使是蔬菜，也有許多種含有少量的蛋白質，其中含量特別豐富的就是「毛豆」了，一百克毛豆中就含有十一・七克蛋白質。毛豆是尚未成熟的黃豆，而黃豆又被稱為是「田裡的肉」，由此可知毛豆的蛋白質有多麼豐富。

從營養學的觀點來看，**男性一天所需的蛋白質約為六十克，女性則為五十克**。只要從肉類及其他食材中攝取到達標的數量即可。

儘管如此，為什麼我還是特別建議大家多吃「肉食」呢？因為比起其他食材，肉類當中又含有特別多「膽固醇」的緣故。

但問題是日本人長年來都將膽固醇視為眼中釘。膽固醇一直以來都被抹黑為萬惡根源，日本人的腦海裡已經根深柢固地烙印了「減少膽固醇＝健康」的錯誤常識。

在中年之前，若是體內膽固醇過多，引起動脈硬化的風險的確比較高。但是到了高齡，反而是「膽固醇越高的人越健康」，這在稍微有進修的醫師之間都已經是常識了。

例如在東京都小金井市就針對「年過七十歲後的生存率」進行了追蹤調查，結果顯示膽固醇數值「偏高」者（男性為一九〇～二一九mg／dl，女性為二二〇～二四九mg／dl）是生存率最高的族群。

話說回來，膽固醇本來就是人體不可欠缺的物質。光是闡述膽固醇的必要性及用處，就能洋洋灑灑寫成一本書了，所以我在這裡只濃縮出三點膽固醇最重要的功效。

首先，膽固醇是製造「細胞膜」的重要成分。若是膽固醇不足，細胞就無法順利再生，內臟、肌肉、皮膚等身體所有部位都會嚴重老化。

再來，膽固醇也是「性荷爾蒙」的原料。男性一旦缺乏膽固醇，主要的男性荷爾蒙睪固酮就會不足，這麼一來在身體層面上會導致肌肉量下滑；在精神層面上還會讓人缺乏活動意願、喪失活力；在性功能方面當然也會隨之衰退。日本人**到了中年之後往往容易過著無性生活**，在我看來也是受到「減少膽固醇攝取比較好」的錯誤觀念影響所致。

除此之外，膽固醇在大腦裡也擔當著重責大任，那就是負責輸送神經傳導物質——血清素。因此，一旦膽固醇太低，在心理層面也會變得容易不安，甚至陷入憂鬱症。

就是為了避免發生上述情形，我才會建議大家多吃「肉食」，因為肉類是最能同時攝取到蛋白質與膽固醇的食材。

聽說直到九十九歲還筆耕不輟的作家瀨戶內寂聽，以及直到一〇五歲還是現役醫師的日野原重明，到最後都還是經常吃「牛排」。雖然一般人並不容易效法，不過還是建議大家要「每天多吃五十克」的肉類。

舉我自己為例，當我前往烏龍麵連鎖店用餐時，我會點「牛肉烏龍麵」，而不是清湯烏龍麵或竹簍涼麵。從官網可知，正常分量的牛肉烏龍麵就含有二十五到二十七克的蛋白質。

此外，去拉麵店時我也會選擇叉燒拉麵，而非一般湯麵；在超市購買沙拉時，我會購買含有雞肉的沙拉，而非只有蔬菜的沙拉。

只要像這樣稍微留意，應該就能輕鬆達成「每天多吃五十克蛋白質」的目標了。

3 牛肉、豬肉、雞肉都要攝取最為理想

前陣子，我在晨間談話性節目擔任嘉賓，在節目上提到「高齡長者應該多吃肉」後，電視台湧入了非常多詢問的電話，其中大部分的人都問到：「牛肉、豬肉、雞肉當中，該吃哪種肉比較好？」

我在節目中回答：「不要只攝取單一種類的肉，無論是牛肉、豬肉、雞肉，請大家都要攝取。」我認為這就是延長健康壽命的最佳良方。

如果只考慮蛋白質含量，「肉雞的雞柳」是最好的選擇。一樣是一百克的肉類，肉雞的雞柳含有最多蛋白質。因此，健美選手為了增加肌肉量，都會持續攝取肉雞的雞柳；減重中的拳擊選手也是一樣，甚至不會吃除了雞柳以外的其他肉類。

若想要有效率地增加肌肉、降低體脂率（減脂），這樣的確是最有效的營養攝取方式。不過，這種特殊的吃法卻不見得能幫助高齡長者活得健康長壽。

第一個會遇到的現實問題是，一般人畢竟不是志在奪冠、贏得勝利或獎金的運動選手，應該沒辦法忍受每一餐都吃雞柳料理的「極度偏食」飲食。高齡長者若是嘗試這樣的飲食生活，不僅心理層面會受到不良影響，也必定會失去整體健康。

話說回來，關於「哪一種肉類可以延長健康壽命」這個問題，並沒有相關調查資料可以舉證說明。在科學根據不足的情況下，就應該回到營養學的基本原則，也就是「盡量攝取越多種類的食材會比較健康」，因此我認為「各種肉類都應多加攝取」會是比較理想的作法。

簡單來說，只要「吃當天想吃的肉」就可以了。這麼一來不僅不容易膩，也能自然增加肉類的攝取量，更重要的是，讓飲食成為期待的樂趣，還能提升免疫力，對整體健康大有幫助。

另一方面，盡量多攝取各種類的肉，還能達到預防「慢性過敏反應」的功效。不僅是肉類，**每天持續食用同樣的食材是很危險的一件事**，因為這麼做很有可能會引起「慢性過敏反應」。

我自己就曾在飲食上經歷過兩次很強烈的慢性過敏反應，分別是「海藻」與「蕎麥麵」。我曾因為這麼做「對健康很有幫助」，所以早上一定會吃海藻沙拉，中午則會去工作處附近吃「蕎麥麵」。但是之後在檢查時發現，我對這兩種食物都會過敏。當我停止吃海藻後，過敏的情形就消失了。

一旦引起慢性過敏反應，腸道細胞很容易發炎，全身都會受到不良影響。無法被腸道排出的毒素，會藉由血液輸送到全身。當吃下會引起慢性過敏反應的食物時，就會出現「身體倦怠」、「身體情況變差」、「肚子脹脹的」等症狀。雖然一般來說海藻被視為是「對健康很有幫助」的食材，但若只吃一種單一食材，這種「偏食」反而會導致身體處於不健康的狀態。

4 難以咀嚼肉類的人，就用乳清蛋白來補充蛋白質

基於上述因素，建議高齡長者「多吃肉」，不過有些人也會一臉困擾地告訴我：「我牙齒不好，咬不動肉呢！」

儘管如此，也不要太早放棄肉食。就算牙齒不好，也可以在烹調上花點心思，讓自己持續吃肉。

首先，牛排與烤肉該怎麼吃呢？這種大塊的肉類在烹調時可以先切成一口大小。只要切成容易咀嚼、好吞嚥的大小，即便牙齒數量減少許多，還是可以正常吃肉。如果還是覺得「很不好咬」，就再將肉切成更小塊的「半口大小」吧！

像是炸豬排這種具有厚度的肉，可以先用錘肉器仔細敲打，讓肉片變得既薄且大，就會好咬多了。此外，雞肉可以利用南蠻煮的方式燉煮得軟軟嫩嫩，即使牙齒不好也能輕鬆咀嚼。

不僅如此，各種肉類都可以打成「絞肉」，做成漢堡排或肉丸子，即使是幾乎沒有牙齒的人也可以食用。除此之外，在肉類料理中加上「勾芡」，也會變得容易入口吞嚥。實際上**在老人照護機構中也會提供各式各樣的絞肉、勾芡料理給高齡長者們食用。**

不過，應該也有些人是原本就「不愛吃肉」吧！如果是原本就不愛吃肉的人，也不必勉強自己吃肉。雖然在「攝取膽固醇」方面並不理想，不過，蛋白質也可以從魚類、蛋、牛奶、豆類製品中攝取得到。

為了以防萬一，我要澄清一件事，那就是我說「吃肉比較好」的意思並不是「只要吃肉就好」。因為日本人，尤其是高齡長者幾乎都不太吃肉，我才會建議大家：「要吃更多肉！」

此外，還有些人除了肉類以外，也不愛喝牛奶、吃納豆，這樣的人則可以利用「乳清蛋白」來補充蛋白質。

乳清蛋白是一種幫助人體攝取蛋白質的營養輔助食品，大致上可分為下列三種：

- 乳清蛋白粉——可兌水或牛奶沖泡後飲用。
- 乳清蛋白凍飲——在果凍中添加有乳清蛋白。
- 乳清蛋白能量棒——添加了乳清蛋白的甜食。

我相信還是會有些人裹足不前，認為：「都已經這麼老了還吃什麼乳清蛋白……」不過，無論什麼事都必須「試試看才知道」，說不定嘗試過後會意外地發現自己又重新湧現出活力喔！

5 不要在晚餐吃肉，試著在「早餐」吃肉吧！

出生於一九五四年的動作巨星成龍，現在已經是古稀之年了，但依然維持著年輕的外貌體態。雖然現在已經無法像早年一樣「從頭到尾無替身代打」，但可以肯定的是他依然維持著高度運動能力。

提供成龍關於「抗老」建議的是一位法國醫學博士克勞德・蕭夏（Claude Chauchard）。他是全世界首屈一指的抗老醫學權威，我也長年向這位醫師學習抗老領域的知識。

「Timely Nutrition」是這位醫學博士的研究主題之一。Nutrition是「營養」、「營養學」，Timely Nutrition可以翻譯為「時間營養學」。簡單來說，就是研究關於「早、中、晚分別要吃什麼，對身體比較有益？」、「要怎麼吃才能延緩老化？」

因為人類的內臟，尤其是消化系統，並不是一天二十四小時都以同樣的步調運作。**每一個內臟都有機能相對活躍的時段，當然也有相對遲鈍的時段。**

舉例來說，肝臟就是一個很「早起」的內臟，在早晨時段特別活躍。蕭夏博士的研究中也指出：「肉類要在中午之前吃會比較健康。」因為肝臟在早上的運作較為活躍，能讓身體比較容易消化、吸收肉類的蛋白質。反之，如果在晚餐時段吃肉，由於肝臟在晚間時段的運作比較遲鈍，所以無法充分吸收蛋白質。

不過，站在日本人的立場來看，一大早就要吃牛排、烤肉的確比較困難。因此，建議可以在早餐享用「煎太陽蛋配火腿」、「在蔬菜沙拉加上叉燒肉片」、「在湯麵加上肉片」等，在早餐的菜色上花點心思增添蛋白質。

此外，根據蕭夏博士的研究可得知，除了肉類之外，「甜食要在下午三～

四點吃會比較好」。因為這個時段胰臟的運作較為活躍，比較容易分泌出可幫助醣類代謝的胰島素。

從這個角度來看，日本式的「下午三點的點心時間」、英國式的「下午茶」，都堪稱是符合消化器官運作步調的飲食方式呢！

6 吃「九分飽」，而非「八分飽」

接著談談關於肉類以外的「吃法」。首先，就來關心「該吃多少（＝該攝取多少熱量）」吧！

事實上，即使上了年紀，身體所需的熱量並不如大家想像的會有所改變。

雖然身體所需的熱量會因為活動程度（身體的活動量）不同而有些差距，不過，對比一般十八～二十九歲男性所需的二千三百～二千六百五十卡路里，**七十五歲以上也需要一千八百～二千一百卡路里**。即使是後期高齡長者（譯註：日本將七十五歲以上稱為後期高齡者），也需要年輕時百分之八十的熱量。以女性而言，雖然需要的熱量會稍微少一點，不過還是需要「年輕時的近八成熱量」，就比率來看並無二致。

不過在現實生活中，吃得有如年輕時「八成」的高齡長者極為罕見。這麼說雖然有點突兀，不過我依然認為這是受到貝原益軒《養生訓》的不良影響所致。遠從三個世紀前開始流傳的這本書，堪稱讓日本將「吃八分飽」奉為健康「圭臬」也不為過。

實際上，年屆高齡後依然有不少人遵行「粗食」的原則，大部分的高齡長者都沒有攝取到所需熱量。這麼一來就容易陷入營養不良的狀態，使得肌肉量下滑，進而步入老年衰弱症（處於健康與需要照護之間的狀態），這樣的人並不在少數。

年屆高齡後食欲本來就會下滑，如果再刻意控制自己「吃八分飽」，就會越來越營養不良，甚至會縮短壽命。

在四十～五十歲之前，的確會因為「營養攝取過多」而罹患生活習慣病。不過年屆高齡後，反而是營養不良所導致的老年衰弱症更值得擔心。

事實上，由日本厚生勞働省發布的「國民健康、營養調查結果概要」（令和元年）指出，在六十五歲以上的人當中，百分之十二・四的男性、二〇・七的女性有營養不良的傾向；而過了八十五歲之後，則有百分之十七・二的男性、二十七・九的女性有營養不良的傾向。

一旦營養不良，最令人擔心的就是「跌倒」了。由於蛋白質不足，使得肌肉量下滑，只不過是一點點顛簸就很可能會跌倒。而**因為跌倒骨折從此臥病在床的案例更是多不勝數。**

所以，建議高齡長者要注意讓自己吃「九分飽」，而非「八分飽」。在避免暴飲暴食的前提下，享用自己想吃的食物，以及讓自己感到滿足的分量——這就是我所謂的「吃九分飽」。

7 與其擔心代謝症候群，更應重視低熱量、低營養的危險性

每當我提到「吃九分飽」，就會有人表示擔心「代謝症候群」的問題。但事實上，有點「偏胖」的人才能活得健康長壽。

無論是在全世界的各個調查中，這都是顯而易見的事實。在流行病學方面也明確指出「過重」（BMI超過二十五）的人最為健康。

舉例來說，美國曾花了長達二十九年的時間進行國民健康營養調查，結果顯示最長壽的是BMI為二十五～二十九的「過重」族群。另一方面，BMI未達十八．五的「體重過輕」族群，死亡率則比過重族群高了二．五倍。在日本也是一樣，過去宮城縣曾以五萬人為對象進行了大規模的調查，結果同樣顯

示「相較於過重的人，體重過輕的人壽命短了六～八年」。

順帶一提，BMI是以體重（公斤）除以兩次身高（公尺）所得出的數值，十八．五～二十五以下為「正常」，超過二十五則有「代謝症候群」的風險。

因此，如果你稍微胖了一點，與其感嘆自己「有代謝症候群的問題」，不如高興自己「變得更健康了」、「這麼一來就可以活得比較久了」才對。

儘管如此，日本厚生勞動省卻在二〇〇八年四月起制定了「特定健康審查」，確認自己是否有代謝症候群成了日本國民的義務。因為一旦有代謝症候群，就很容易罹患高血壓、糖尿病、高血脂症等疾病，所以政府才會制定對付代謝症候群的政策。而政策的中心思想就是要民眾「重新檢視飲食生活」，說得極端一點，就是要大家減少熱量攝取，我不得不說這真是一個「愚策」。

當民眾不得要領地檢視飲食生活，只一味減少熱量攝取，絕對會讓身體與大腦（心靈）提早老化。因為一旦減少熱量攝取，蛋白質的攝取也會以同比例降低，就會導致肌肉量減少，使老化速度急遽飆升。

話說回來，人過了中年之後變胖是理所當然。以男性而言，最主要的原因是男性荷爾蒙減少所致。睪固酮等男性荷爾蒙具有增加肌肉量、減少內臟脂肪堆積的功效。當男性荷爾蒙減少後，腹部周圍多少會堆積一些脂肪，這是人體必然會有的改變。

所以，年屆高齡後即使體重有些許增加，也絕對不可以減重或節食。對高齡長者而言，**減少飲食攝取導致營養不良，才是更危險的一件事！**

8 利用市售的便當與小菜，用心攝取「多樣化飲食」

年屆高齡後，飲食內容很容易變得「單一化」。高齡長者常會因為烹調、洗碗等家事過於繁瑣，於是選擇早餐吃麵包、午餐吃泡麵等單調的飲食內容。這樣的飲食生活長期持續後，營養絕對會失衡，導致加速老化。

話雖如此，年屆高齡後還要每天站在廚房料理三餐也是一件很辛苦的事。所以我會建議大家可以多加利用「外帶」、「外食」。我所謂的外帶是指外出購買市售便當或小菜，帶回家中享用的意思。在此，我想再多聊聊關於外帶這種飲食方式。

外帶最大的優點就是「可以吃到種類豐富的食材」。相信大家都知道，一天要吃到的食材品項最好要達到「三十種」以上，但自己動手烹調很難使用到這麼多種不同的食材。不過，只要利用外帶的方式就能實現這個目標。

像是便利商店、便當連鎖店販售的「便當」，就會使用種類豐富的食材。尤其是「幕之內便當」（譯註：由米飯與多種類的副食組成），就能讓人在一餐當中吃到十五種左右的食材。

提到市售便當，一定會有人認為「食品添加物很多吧」、「含鹽量過高」等，對市售便當抱持著負面的想法，擔心頻繁食用會對健康有害。

不過事實上，現在市售的便當都相當優秀。各家品牌在激烈競爭下，添加物的分量都不會太多，也很注重食品的衛生狀態。一天三餐之中只有一餐吃市售便當，相信不會引起任何問題。

當然，購買便當時並不是非購買幕之內便當不可，「今天吃薑燒豬肉便當、明天吃烤魚便當」，只要留意每天變化不同菜色，過著豐富的「便當生活」即可。這麼做也比較容易達成**一天吃到三十種食材的目標，攝取到均衡的**

營養。

請大家偶爾也可以試試年輕人吃的「大分量便當」。如果分量真的太多，不妨分成兩餐，或夫妻兩人一起分享也不錯。

像這樣每天享受各式各樣不同的料理，日式、中式、西式任君挑選，就可以適當地為自己補充營養。「外食」時也是一樣，例如今天吃生魚片定食，下次吃燒肉，再下次則吃拉麵，請大家盡情享受各種不同的菜色。

只要經常改變飲食內容，踏進的店家自然也會變得更廣泛多元。這種「小小的變化」對大腦而言也能帶來非常好的刺激，這一點在後續章節中也會繼續說明。

9

只要花點心思加料，「泡麵」也能攝取到均衡營養

雖然我極力強調「應避免單一化的飲食」，但想必一定會有人表示：「泡麵比較方便，而且又很美味，有時候還是會想吃。」

其實有些高齡長者就好像「上癮」一樣，經常吃泡麵果腹。泡麵是一種很容易讓人上癮的食品，原因就在於泡麵很「重口味」。

我是個徹頭徹尾的拉麵控，探訪各家拉麵店超過四十年，就我的觀察來看，「濃郁系」拉麵店通常都不容易倒。因為只要味道濃郁，就會有人吃到上癮，也就是說「常客」會越來越多。雖然清爽系的拉麵店也很美味，但就像是清淡的湯頭一樣，沒辦法存在很久。因為**上癮的人（＝常客）不容易增加**的緣

故，這是我的個人看法。

言歸正傳，現在各家泡麵製造商都很留意添加物分量的問題，就算每一餐都吃泡麵，也不至於「危及性命」。雖然包含其他食品在內，只要是加工食品都多少會有致癌性，不過以比率而言，是一百萬人之中只有一個人會因此罹癌的程度。

儘管如此，我當然不可能建議大家「每一餐都吃泡麵」。一旦經常吃泡麵果腹，攝取的食材種類就會變得越來越少，營養容易失衡。

這種單一化的飲食生活，只會加速身心的老化。

不僅如此，如果總是吃一樣的食物，就如同前述，「慢性食物過敏」的風險也會增加。

因此，我才會請大家盡量避免過於單一化的飲食生活。如果有人「還是很想吃泡麵」，建議可以自行在泡麵「加料」。

現在只要去一趟超市，就可以直接在架上買到水煮蛋、筍乾、叉燒肉片等各式各樣的拉麵配料，只要把這些配料加進泡麵就好。若能增加攝取的食材種類，就能在一定程度上預防高齡長者容易陷入的「單一飲食危機」。

10 就算喝光拉麵湯，也不會導致鹽分攝取過量

我每次去拉麵店，基本上一定會喝光「拉麵湯」。前陣子跟一位年輕朋友一起享用拉麵當午餐時，我跟平常一樣把拉麵湯喝得一乾二淨，結果那位朋友「警告」我：「您身為醫師居然這麼不注重養生！拉麵湯怎麼能喝完呢？」

我反問：「難道你不想喝湯嗎？」對方回答：「這個嘛……想是想，但含鹽量不會太高了嗎？」

「不會唷～」這是我的回覆。

站在醫學角度來看，「年屆高齡後，腎臟儲存鹽分的能力會下滑，反而應該擔心鹽分不足引起低血鈉症的問題」。低血鈉症是一種血液中鈉濃度不足的

症狀，嚴重時還可能造成意識混亂與痙攣等問題。

而且話說回來，現在無論是哪一家拉麵店，都很注意盡量減少鹽分與化學調味料的使用量；再加上拉麵湯頭裡融入了各種食材的精華，如果刻意不喝湯，從營養層面來看反而是很可惜的一件事。

我在前言裡也說過，「如果心裡其實是想把湯喝完，卻硬是『忍耐』」，我認為這種想法反而更「不健康」。比起鹽分對身體造成的危害，「忍耐」才會對健康壽命帶來更大的威脅。

因為不必要的忍耐會使自然殺手細胞的活性降低、免疫力低落，甚至可能招來以癌症為首的重大疾病。

追根究柢來看，「想吃〇〇」的慾望大部分都是身體察覺到自己「蛋白質不足」、「脂質不足」等某些營養素不足而生出的渴求。因此，若是忍耐想吃某些食物的念頭，反而會助長這些「不足」，對健康長壽造成阻礙。

11 用餐時不可以先吃米飯或麵包

本單元想跟大家聊聊關於「該依照什麼順序吃下各種食材」。年齡漸長後，血糖容易變得忽高忽低，「該從什麼食材開始吃」、也就是所謂的「飲食順序」就變得比年輕時重要得多。

首先，最重要的就是不可以先從「碳水化合物」開始吃起。至少應該避免從用餐的一開始，就埋頭猛吃碳水化合物。

要是從用餐的一開始就只顧著吃碳水化合物，會使血糖急速飆升。這麼一來，胰臟的胰島就會分泌出胰島素，試圖降低血糖。血糖雖然會往下掉，但血糖忽高忽低本身就會對身體造成負擔，並引起細胞發炎。而細胞發炎就幾乎等同於「老化」。

含有大量碳水化合物的食品中，最具代表性的就是米飯與麵包。大部分的人應該都不至於在用餐一開始就猛吃白飯，問題在於麵包。一下子就大口吃下塗滿果醬的吐司、甜麵包，就會使血糖急速飆升。應該先吃點沙拉等配菜後，再開始啃麵包，才是正確的「飲食順序」。

從這個角度來看，法式或義式料理先從前菜開始享用，後續再吃麵包或義大利麵的「飲食順序」，相當符合身體的需求。而日本的懷石料理是先吃完燒烤、燉菜、生魚片等料理後，最後再以白飯畫下句點，堪稱是最理想的「飲食順序」。

如果要說最理想的飲食方式，那就是先吃「蛋白質」了。以日式早餐為例，**若能先吃豆腐或蛋類料理，再吃白飯**就再好不過了。再不然就先吃沙拉等蔬菜，也比一開始就吃下大量碳水化合物健康多了。

此外，應該有很多人會在午餐選擇吃麵，這種時候建議可以準備豆腐當作配菜，為餐點增添「蛋白質」，用餐時先從豆腐開始吃起會比較好。

12 沒有胃口時，吃菜餚就好

年屆高齡後，難免會有食欲不振的時候。每個人食欲不振的原因各有不同，有些人可能是「因運動不足而沒有食欲」，有些人則可能是「因為腸胃的消化功能變差，需要更多時間才能將吃下去的食物消化完畢，所以沒有胃口」。

此外，也有越來越多人是因為牙齒變差、難以咀嚼食物，所以才沒胃口吃東西。一旦咀嚼能力下滑，就無法充分刺激大腦的食欲中樞，自然而然也提不起勁吃東西。

另一方面，也有些人是因為心理上的因素造成食欲下降。例如伴侶過世後只有自己一個人生活，在悲傷與孤寂下喪失了食欲。也有人是因為不再需要幫丈夫準備餐點，漸漸對飲食失去了興趣，結果就變得食欲低落。

如果要再深入探究，還有一些人是因為藥物的副作用導致沒胃口吃東西，或是在味覺與嗅覺方面產生障礙，無論吃什麼都不覺得美味，於是漸漸失去食欲。要是因為上述這些原因沒有胃口、吃不完整份餐點時，該怎麼辦呢？這種時候建議先吃菜餚，留下白飯或麵包。因為只要吃下菜餚，至少就能攝取到一定程度的蛋白質、維生素與礦物質，對維持健康比較有幫助。

13 一週一盒納豆，遠離梗塞危機

經常吃「豆類」的國家，基本上都是長壽之國。

例如北歐的瑞典是著名的長壽之國，瑞典人民平時就有常吃豌豆、焗豆的習慣，男性平均壽命幾乎跟日本並駕齊驅。

日本的平均壽命是全世界最長，原因應該就在於經常吃納豆與味噌等以黃豆作為原料的食材，堪稱是「國民飲食」也不為過。

黃豆含有大量的蛋白質，被稱作是「田裡的肉」，還含有大量維生素B群，能有效消除疲勞。此外更含有油酸等對健康很有幫助的各種營養素，無庸置疑是一種「健康食材」。

以往，日本曾經針對納豆這種黃豆食品，做過一個名為「高山調查」的大規模調查。這項調查在營養學界非常有名，在現今的岐阜縣高山市對約兩萬九千位男女進行了橫跨十六年的追蹤調查。

這項調查的結果顯示，相較於幾乎不吃納豆的人，一週有吃一盒以上納豆的人罹患心肌梗塞、腦梗塞（腦中風）的風險低了百分之二十五。

一盒納豆約可攝取到五克的蛋白質。經常吃這種「黏稠性高」的食物，便能降低心血管與腦血管梗塞的風險。

14 小酌是「最好的藥」

即使年屆高齡，喝酒只要「適量」就沒問題。就算是八十幾歲的人，肝臟還是可以適量代謝酒精。

不過，絕對不可「豪飲」、「狂飲」。

即便是年輕人、中壯年人，也建議「一天平均攝取二十克左右」的純酒精，換算起來約為**一瓶中瓶的啤酒，或是一百八十毫升的日本酒**。而高齡長者由於肝臟的分解能力較差，如果要喝酒，還是小酌比上述更少的量為佳。

倘若高齡長者每天都喝得酩酊大醉，很快就會酒精成癮。由於隨著年齡漸長，身體代謝酒精的能力也會下降，所以短時間內酒精成癮的情形就會惡化得很嚴重。事實上，約有百分之十五的高齡長者抱有「飲酒相關的健康問題」，約有百分之三的人處於酒精成癮的狀態。

不僅如此，高齡長者一旦豪飲，會變得很難消除疲勞。因為肝臟會優先分解酒精，暫時將合成蛋白質的任務擺在一邊，而消除疲勞靠的就是蛋白質。因此，身體會變得難以將蛋白質輸送到每一個角落，讓人長時間持續感到疲勞。

總而言之，上了年紀之後就不可以再跟年輕時一樣狂喝豪飲。一旦喝到腳步踉蹌，萬一摔倒了，就很有可能受到重傷。也就是說，一個晚上的酩酊大醉，很可能會招來長期臥病在床的人生。

即便如此，相信還是有些嗜酒如命的人會說「真的很想痛快喝酒」，我會建議「盡量喝酒精濃度較低的酒」。因為只要純酒精的量不要超過限度，喝下去的液體量稍微多一些也不要緊。

像是在喝威士忌或燒酒等酒精濃度較高的酒時，可盡量多兌一些水，降低酒精濃度後再喝。酒精濃度越低、純酒精量就越少，這麼一來，即使是老化的肝臟也能比較輕易分解酒精。

此外，如果是日本酒這種無法兌水的酒，就跟水搭配著喝吧！因為酒精具有利尿作用，如果光喝酒，身體會變得水分不足。若能跟水一起喝，**不僅能預防血液中的酒精濃度急速上升，也不會導致水分不足，避免喝得爛醉如泥。**

有些人可能會抗議：「酒怎麼可能配水一起喝！」那就至少搭配「水分較多的菜餚」當作下酒菜吧！如果是嗜酒如命到這種程度的人，應該多少都有一邊吃蔬菜棒、一邊喝酒比較不容易醉的經驗。

這正是因為喝酒時身體有攝取到蔬菜內含的水分，才比較不容易醉。若能搭配蔬菜棒或豆腐當作下酒菜，或多或少能預防血液中酒精濃度上升速度過快。

15 午餐盡量外食，不要在家吃

退休之後不必通勤，白天在家吃飯的機會就變得越來越多。不過，建議大家至少午餐要盡量「外食」。午餐外食的優點多不勝數，在此就先列舉三個優點。

首先，只要在外面吃午餐，就能達到一天至少出門一次的目標。一天到晚待在家裡，就等於是自己將身體與頭腦推向老化。白天若能出門吃飯，就可以自然而然拓展行動範圍，這不僅是一個很好的運動，也能帶給大腦良好的刺激。

我自己近年來也為了健康盡量多走路，每天中午都會去工作地點周邊來回走動，尋找新開的餐飲店家。

這麼做剛好可以當作是午休時間的運動。因為只要習慣中午在外用餐，離自己最近的店家一定很快就會吃膩了，便能慢慢擴大出門的範圍。**一旦拉長步行距離，便容易感到飢餓，午餐也會變得更加美味。**

另一方面，男性若是連午餐都要在家裡吃，對妻子而言要準備午餐是很麻煩的一件事。當丈夫以前還在上班時，中午就是妻子的自由時間，可以好好喘口氣休息一會兒。當丈夫退休後，若還要準備丈夫的午餐，妻子可以外出的時間就被剝奪了。

對妻子而言，「丈夫別待在家比較好（至少要出去吃午餐）」。丈夫出門吃午餐，也能讓夫妻關係更為融洽。

若是很難做到每天出門吃飯，一週可以找三天天氣不錯的日子出門；如果就連三天也很困難，至少也要一週在外享用一次午餐——像這樣持續外食，才能長久延續健康壽命。

第 2 章

對藥物、醫師、數值都要抱持懷疑

16 做好頸部、手腕、腳踝的保暖，提升免疫力

有研究報告指出：「體溫降低一度，免疫力會下降百分之四十。」雖然關於詳細的數據仍有些爭議，不過「體溫下降，免疫力也會跟著下滑」絕對是不爭的事實。

舉例來說，體溫一旦下降，就會受到感冒病毒與流感病毒的侵襲，容易感冒或罹患其他疾病，身體也會變得容易疲累。

反之，當體溫較高時，身體內部就會產生「化學反應」，也就是新陳代謝速度加快，自然提升免疫力。因為像是巨噬細胞等可以排除病原體的免疫細胞，要在體溫較高時才能提升活性。

此外，負責體內新陳代謝的「酵素」，也要在深層體溫達三十七．二度時

最能發揮作用。身體表面（皮膚）溫度比深層體溫低〇・七～一度，因此在量體溫時，「適溫」約為三十六・二～三十六・五度左右。

若正常體溫比上述數值還要低，最主要的原因就是「運動不足」。人體中最能製造出熱度的就是「肌肉」，一旦運動不足、肌肉量下滑，製造出的熱度當然也會跟著減少。有很多人都是從五十幾歲之後體溫開始變低，肌肉量變少正是原因之一。

此外，一般而言女性會比男性更怕冷，平時經常手腳冰冷，這也是因為**女性的肌肉量比男性少，製造出的熱度較少的緣故。**

身體裡的肌肉約有百分之七十都集中在「下半身」。因此，只要多活動下半身的肌肉，設法增加肌肉量，就可以讓體溫上升。

下半身的肌肉究竟該怎麼鍛鍊呢？最有效的方法就是「走路」了。光靠走路就可以安全地訓練到肌肉量較多的下半身。

不僅如此，「走路」也能解決「手腳冰冷」的問題。例如，在家要是覺得「有點冷」，只要在房間裡來回走動就可以多多少少讓身體變得溫暖起來。因為腳底等身體末梢部位之所以會冰冷，是因為身體為了保持軀幹內臟周圍的體溫，才會讓末梢血管收縮，預防散熱的緣故。只要稍微走動一下，便能讓身體末梢的血液循環變好，冰冷的感覺自然就會散去。

為了避免體溫降低，可以多為「這三個身體連接部位」保暖。所謂的「身體連接部位」指的是**頸部、手腕與腳踝**，這些都是血流較多的部位，因此只要好好保暖就可以讓全身溫暖起來。反之，大家應該也常聽說「頸部要是沒有好好保暖就很容易感冒」的說法，這些部位一旦變冷，全身都會跟著受寒。

尤其希望大家特別注意負責支撐頭部的「頸部」。到了寒冷的冬季，請一定要圍好絲巾或圍巾，別讓寒冷的北風奪走體溫。只要頸部做好保暖，便能使血液循環暢通，也能緩和頭痛。如果是更嚴寒的日子，也別忘了戴上手套保護手腕，穿上襪套包覆腳踝，讓身體保持溫暖。

17 以說話及唱歌鍛鍊喉結

根據二〇二一年的統計，日本人的死因排行榜第一名是癌症（百分之二六．五），第二名是心血管疾病（百分之十四．九），第三名是衰老（百分之十．六）。以往曾是日本人三大死因的腦血管疾病（百分之七．三）則下降至第四名。

接下來第五名是肺炎（百分之五．一），第六名就是本節要談的主題——「吸入性肺炎」（百分之三．四）。

雖然「百分之三．四」這個數字比起癌症與心血管疾病，可說是小巫見大巫，不過換算起來，等於每三十人就有一人是因為這樣的「意外」而過世。而且，以往的死因統計中是將「肺炎」與「吸入性肺炎」一概而論，但因吸入性肺炎死亡的比例急速升高，因此近年來開始分開計算，吸入性肺炎這個第六大死因才正式為世人所知。

歌舞伎名角第十八代中村勘三郎的死因也是「吸入性肺炎」。中村勘三郎在過世前曾做過食道癌的手術，手術本身固然相當成功，卻因為誤嚥導致引發肺炎而一命嗚呼。

吸入性肺炎主要是由於「誤將食物吸入氣管」所引發的肺炎。為了預防最主要的原因「誤嚥」，就必須鍛鍊**喉嚨的肌肉，尤其是要鍛鍊會牽動到喉結的肌肉。**

而「發出聲音」就是最好的鍛鍊。只要經常說話、唱歌、念故事給孫子聽，除了喉嚨周圍的肌肉之外，也能鍛鍊到氣管與肺部周圍等跟呼吸有關的所有肌肉。

此外，為了預防誤嚥，若感覺自己「最近好像常常嗆到」，建議可在烹調方式上多花點心思。尤其是粉狀的食物很容易讓人嗆到，最好加點勾芡營造出黏稠感，讓食物變得更容易吞嚥。還有，其實「湯品」出乎意料地危險，因為湯品的溫度比較高，容易讓人誤嚥食材，所以在喝湯時一定要一口一口慢慢喝。

不僅如此，「牙齒」也是預防誤嚥的重要環節。仔細咀嚼食物後再吞嚥，也能避免誤嚥。後續也會仔細告訴大家維持健康牙齒的方法。

還有，維持口腔清潔也是必須遵守的原則之一。因為若口腔不清潔，造成肺炎的細菌就會增加，不小心誤嚥時便會提升引發肺炎的風險。

18 比起高血糖，血糖過低更危險

我在三年前曾有陣子一直感到非常口渴，接受檢查後發現血糖值高達六百六十mg／dl，已經是屬於重症「糖尿病」了。

當時的醫師建議我注射胰島素治療，不過由於我是「第二型糖尿病」，我拒絕了這項醫療建議。糖尿病分為兩種，「第一型糖尿病」是因為身體無法分泌胰島素，所以必須注射胰島素；而「第二型糖尿病」則是由於接收胰島素的受體功能受損，因此除了注射胰島素之外，還有別的方式可以治療。

先說結論，從此之後我就專靠「走路」來控制血糖。或許是因為先前完全沒有運動的緣故，自從開始每天走路三十分鐘後，**血糖就一直維持在二百～三百mg／dl的範圍**。

雖然我的血糖依然沒有控制到所謂的「正常值」，不過我已經不再覺得口渴，日常生活也沒有產生任何不便。

話說回來，「血糖值越低越好」其實是錯誤觀念。

雖然一般都將空腹時血糖低於八十～九十九 mg／dl 視為「正常」，但我即使在超過六百時也完全沒有出現「意識方面」的障礙。反之，一旦血糖下降到四十左右，就會失去意識；萬一下降到二十～三十甚至會危及性命。比起高血糖，低血糖才更可怕。

尤其對於幸齡長者而言，血糖過低是非常危險的一件事。血糖在一整天裡會不斷上下起伏，如果硬是讓血糖降到「正常值」，很容易營造出一段低血糖的時段。追根究柢，糖尿病的本質並非「血糖過高的疾病」，而是「血糖不穩定的疾病」。既然血糖容易飆升過高，就代表也很容易降到過低。若是在低血糖的時段中，血糖低於五十，便很有可能會對內臟造成損傷。

不僅如此，當身體處於慢性低血糖狀態下，身體與大腦的活性都會降低，身體容易踉蹌跌倒，一整天都感覺頭腦渾沌不明。若是測量慢性低血糖患者的腦波，會發現很多人都呈現出「徐波」，也就是彷彿睡眠時的腦波。長久以來我也懷疑，服用糖尿病藥物「降低血糖」，很可能是高齡長者發生交通事故的原因之一。

此外，低血糖也會提升罹患阿茲海默症的風險。因為在血糖較低的這段時間，糖分（營養）就無法確實傳遞到大腦。

所以我認為年屆高齡後，不應再堅持將血糖維持在所謂「低於一百mg／dl」的正常值，只要血糖不要太高，控制在本人感覺輕鬆愉快（不會踉蹌跌倒）的狀態就好。

尤其也有許多調查結果指出，活到七十五歲之後，就算血糖有點高，腦梗塞與心肌梗塞發作的機率與一般人並沒有差異。

更重要的是，雖然服用糖尿病藥物的期間能達到「降低血糖的效果」，但長期來看，大部分的藥物都「沒有降低死亡率的效果」。簡而言之，無論有沒有吃藥都跟延年益壽毫無關聯。

所以我認為，**只要身體不會踉蹌跌倒、頭腦不至於昏沉渾沌，就沒有必要刻意降低血糖。**

19 要有勇氣停掉「一半」醫師開的藥

這一節要聊的是我長年以來的想法，忍不住使用了較為偏激的「標題」。就連負責書稿的編輯也不禁向我再三確認：「醫師，您這麼寫真的沒問題嗎？」不過，這真的是我毫無隱瞞的真心話。

我自己平時也會服用高血壓的藥物，但不會服用我認為不需要的藥物。一開始我遵循教科書上的治療方針，服用藥物讓血壓降到一百四十以下的正常值，結果卻讓我頭暈目眩，無法保障我的生活品質與工作狀況。所以我自行減藥，將血壓控制在一百七十左右。

關於對藥物產生不適的情形，相信幸齡長者應該比我更有經驗。當年齡漸長後，無論身心都會出現許多症狀，難免會需要穿梭在各科別的診間，按照醫師指示服用各式各樣的藥物，有些人甚至一天會服用多達十五種的藥物。

服用如此大量、多種的藥物，其中一定會有某些藥物「不適合自己身體」，例如讓身體感到倦怠、頭暈目眩等。最糟糕的情況下，還可能產生嚴重的副作用，反而會縮短健康壽命。

話說回來，包含我在內的高齡醫學科醫師都不會給患者服用太多藥物。因為就經驗上而言，年齡越大的患者越容易產生副作用。由於高齡長者的肝臟與腎臟的功能較差，**會導致藥物成分長時間停留體內，因此引發副作用的風險也會比較高。**這就是所謂的「藥即是毒」。

而且就算服用了藥物，暫時壓制血壓及血糖，長久來看並沒有證據可以證明對於健康長壽有任何幫助。因為並沒有任何機構針對日本人做過相關的大規模調查。不僅如此，也幾乎沒有人驗證過同時服用多種藥物是否會產生相斥或互相影響。

在這樣的情況下，高齡長者真的有必要按照醫師建議服用所有藥物嗎？我對此抱著相當大的疑問。如果在服用藥物後反而讓身體情況變差，我認為至少這樣的藥物可以「不必服用」。若是在痛苦不已的狀態下勉強服藥，肯定會讓免疫力變差。這樣反而更容易受到傳染病侵襲，也更容易罹患癌症。

我絕對不是要鼓勵大家「全部的藥都不必吃」，我只是認為「少吃點藥比較好」。至少不需要為了讓各項檢查都符合所謂的正常值而吃藥，這麼做一點好處都沒有。因為藥物不是為了「降低檢查數值」而服用，而是為了「不讓日常生活水準下降」而服用。

在感覺到副作用時，不妨減半服用醫師開立的處方，同時觀察自己身體的情況，這也是不錯的方法。「藥」這個字是草字頭加上「樂」，建議在服用各種藥物時，不妨以「服用後能讓自己感到快樂輕鬆」為標準檢視藥物，若「服用後不能變得快樂輕鬆」，這種藥不服也罷。

20 癌症並不是唯有切除一途

大概在三年前，有一位認識的醫師告訴我「可能罹患了胰臟癌」。因為我當時一個月少了五公斤，血糖也急速上升。儘管領域不同，我畢竟也是個醫師，從對方說話的語氣中也可以想像應該是八九不離十了。

胰臟癌是相當難纏的癌症，即使是可以動手術的第二期，後續可存活五年的機率也只有百分之二十。就算切除癌細胞的「手術」成功，術後的壽命也難以延長。

我稍微考慮了一陣子，就下定決心「不動手術」，也「不做化療」。因為一旦動了手術，身體一定會變衰弱。**手術後要是再接受化療，身體不僅會很難受，也會變得無法外出。**只要不活動，身體的各項能力就會衰退，使得生活品質驟降。

不過，癌症其實是一種只要不動手術，即使到了末期體力也不會衰退太多的疾病，更不會對大腦造成重大影響。因此，我決定「幾乎不做任何治療」。然後我下定決心借錢，趁我還有體力時拍攝最後一部電影（我偶爾也身兼電影導演）。

值得慶幸的是，後來發現我罹患的並非癌症，而是第二型糖尿病。這個經驗讓我更深一層地思考了關於高齡長者罹癌後如何維持生活品質的問題。

話說回來，我本來就不贊成「癌症只要切除就好」的想法，甚至對於切除癌細胞是站在非常消極的立場，尤其是高齡長者的癌症手術更是不能苟同。因為我身為高齡醫學專科醫師，實在看過太多高齡長者接受癌症手術後「得不償失」的例子了。

幾乎所有年過七十的長者在接受癌症手術後，都會流失體力，變得瞬間衰老。舉例來說，要是切除了胃部癌細胞，有三分之二左右的胃也會被一併切除，手術後的身體會變得難以攝取營養，於是急速衰老。不只是消化器官而已，全身的功能都會下滑，罹患其他疾病的風險也跟著大幅提升。而且**在住院時肌肉也會迅速衰退，手術後很可能從此臥病在床。**

一般而言，由於七十～八十幾歲患者的癌症惡化速度較慢，就算置之不理，可以活著的時間可能也跟動了手術後差不多。而且比起動過手術的患者，大部分選擇不動手術的長者反而可以維持比較好的體力。

究竟是要選擇動手術，以衰弱的身體活到高齡；還是壽命稍微短一些，卻以不動手術的身體保有生活品質，這個問題當然純屬個人意願，沒有正確解答。不過，如果我的這項建議——「癌細胞並不是只有切除一途」，可以在您突然被告知罹癌時，讓您多一項選擇權，那就再好也不過了。

21 吃完甜食後立刻喝茶、喝水

牙齒與健康之間的關係可說是「剪不斷理還亂」。

當一九八九年開始發起「八〇二〇運動」（推行八十歲仍保有二十顆以上牙齒的運動）時，達到這個目標的高齡長者只占不到百分之十。到了二〇一六年終於突破了百分之五十。在這段期間，活到百歲高齡的人瑞大幅增加，我認為牙齒狀態變好應該也是不可忽視的原因之一。

事實上，有問卷針對百歲人瑞進行調查，超過一百歲依然可以「用門牙咬斷肉類」的人多達百分之六十；此外，也有百分之五十九的人回答：「可以用臼齒咬碎堅硬的食物。」

反之，像是肉類、蔬菜、海藻等「對身體很好，但牙齒不好就難以下嚥」

的食物，有研究指出，若牙齒不好，上述食物的攝取量就會減少百分之十～十五。這麼一來身體當然就會缺乏蛋白質、維生素與礦物質了。

因此，我要再次提醒大家留意：「上了年紀後更容易蛀牙。」

蛀牙是因為**齒垢中的細菌利用糖分形成酸性環境**而產生。年屆高齡後牙齦會萎縮，沒有受到琺瑯質包覆的牙根外露部分會越來越多，容易受到酸性物質侵襲，增加蛀牙的機率。

在此，我要介紹給高齡長者兩個預防蛀牙的方法。

首先是「吃完甜食（含糖量多的食物）後要立刻喝水或喝茶」。吃完後若能直接刷牙是最好，若無法直接刷牙，至少也要喝水沖淡口腔中的糖分，避免形成酸性環境。尤其是牛奶糖等容易黏在牙齒上、殘留糖分的甜食更要特別留意。

再來則是要好好選擇牙刷。由於高齡長者的琺瑯質會減少，牙刷要盡量選擇刷毛較軟的款式。刷牙時也要放輕力道小心刷牙。若年屆高齡後依然使用硬毛牙刷，像年輕時一樣用力刷牙，牙齒與牙齦會更容易受到傷害。

此外，高齡長者比較適合使用刷頭較小的牙刷。由於高齡長者比較不容易將嘴巴張大，要是刷頭太大，會很難刷到牙齒內側。若是察覺到自己的握力已經不如以往，也要記得選擇握柄較粗的牙刷，才能牢牢握住牙刷。

選擇適合自己牙齒狀態的牙刷，輕柔仔細地刷牙，才能到老都靠自己的牙齒咀嚼肉類、醃蘿蔔、魷魚絲等美食。另外，也要搭配牙間刷將牙齒隙縫清潔乾淨、不讓齒垢殘留，也是需留意的關鍵之一。

22 感覺「聽不太清楚」時，先試試免費的助聽器吧！

年齡漸長後，無論任何人聽力都會變得不如以往，最主要的原因就是「耳朵裡的毛細胞（能察覺聲音的毛）減少了」。尤其是頻率較高的聲音，例如對講機、微波爐等機械發出的聲音，對高齡長者而言會變得比較難以聽辨。與別人對話時，較高亢的聲音或頻率較高的「ㄗ」、「ㄊ」開頭的聲音也常會聽不見。所以才容易將「佐藤先生」聽成「我藤先生」。

聽力衰退是引發失智症的重大原因之一。「聽覺」是將進入耳膜的聲音轉換為電生理訊號傳達至大腦。當大腦接收到刺激後會變得活性化，而一旦重聽之後，**大腦缺乏電生理訊號的刺激，就會導致認知能力下滑。**

不僅如此，若平時都處於聽不清楚的狀態，就會覺得「反正也聽不到」，漸漸地跟別人對話也會嫌麻煩，與人溝通的機會越來越少。像這樣社交上的孤立也是讓失智症日漸惡化的主因。

更糟糕的是，若長期處於聽不清楚的狀態，會造成身心很大的壓力，有些人甚至會因為壓力而引起耳鳴。因為重聽帶來的壓力會對大腦與身體造成不良影響，進而出現耳鳴的現象。

因此，如果您感覺到「最近好像聽不太清楚」，就請及早試試「助聽器」。

我在前些章節中也曾提及，無論什麼事都必須「試試看才知道」。只是試試而已並不會花到什麼錢。許多專門販售助聽器的店家，都有「試用期間免費」的服務，請大家務必要試試。此外，也有些店家推出租借助聽器的服務。雖然每個地區補助的規定不同，有些區域也能補助助聽器的費用，請大家不妨查詢看看。

只要利用上述這些服務，一開始其實不需要花什麼錢，就可以嘗試各種助聽器，了解自己適合哪一種款式。就像剛開始戴老花眼鏡一樣，助聽器一開始也不需要戴上一整天。只要在需要時，一天戴個一兩個小時就好，不妨先從嘗試配戴短時間的助聽器開始，感受看看自己是否能藉此提升「生活品質」吧！

23 補充鈣質、陽光、運動，就能預防骨質疏鬆症

「骨質密度」會在青少年時期（十八～二十歲左右）迎來高峰，然後會在四十歲左右開始下降，尤其是**女性到了停經時骨質密度更會急遽下滑。**

現在約有百分之八十的骨質疏鬆症患者是女性。我認為也許是因為許多女性會在發育期減重，發育時期營養不足應該也是導致罹患骨質疏鬆症機率較高的原因之一。

無論如何，當骨質密度降低，就很容易引發骨折、使骨骼產生裂縫。有人光是「手撞上門」就會使骨骼受傷，甚至還有人因為「打噴嚏」而骨折。此外，也有人因為頭部重量使得脊椎彎曲，引發脊椎壓迫性骨折。

「骨質疏鬆症」這個病名中含有「鬆」這個字。大家可以想像一下，如果是白蘿蔔內部出現小小的孔洞，我們會說蘿蔔內部鬆了；而骨質疏鬆症正是骨骼中「產生了小孔洞」的狀態。

這種疾病麻煩的地方在於幾乎不會出現自覺症狀。等到要「自行察覺」到有骨質疏鬆症，多半都是「已經骨折後」了。就算現在沒有實際感受到不便，但只要年齡漸長，患有骨質疏鬆症的風險就會越高，請大家一定要認清現實、做好防範。

預防骨質疏鬆症最好的方法，當然就是攝取充足的鈣質了。只要攝取充足的鈣質，即使年屆高齡，還是能維持骨骼的強度。雖然很多食品中都含有鈣質，不過對於預防骨質疏鬆症最有效的還是牛奶及乳製品。

牛奶及乳製品當中不僅含有大量鈣質，「人體吸收率」也非常突出。雖然沙丁魚等青背魚、羊栖菜等海藻類、小松菜等黃綠色蔬菜中也含有豐富的鈣質，但在吸收率方面卻遠遠不及牛奶與乳製品。

不愛喝牛奶的人，不妨選擇吃優格，或將脫脂奶粉運用在菜餚當中。歐美國家之所以不像日本一樣有骨質疏鬆症的問題，除了天生骨骼比較強健之外，飲食生活中經常食用乳製品應該也有不小的功勞。

反之，**零食餅乾、速食食品與含糖飲料**則是會讓體內鈣質流失的「三大元凶」。因為鈣質會與這些食品中的添加物相結合，導致身體不易吸收。

此外，多曬陽光也能有效預防骨質疏鬆症。因為只要沐浴在陽光下，身體便能合成維生素D，維生素D與鈣質的吸收與作用有著密不可分的關聯。

還有，適度的運動也很有效。平時要給予骨骼適度的負荷，骨骼才能變得更強健。

建議大家要多攝取鈣質、照射陽光及運動，藉由這「三大靠山」預防骨質疏鬆症。此外，雖然骨質疏鬆症有藥物可以治療，但我個人並不建議大家服用。因為許多骨質疏鬆症的藥物會對腸胃帶來副作用，就連醫師之間都會討論：「有些藥物會讓人食欲不振，導致身體缺乏鈣質，反而讓骨骼變得更脆弱。」

24 早上起床先喝一杯水，就能解決「便祕」問題

對高齡長者而言，「便祕」是絕對不能小覷的症狀，因為便祕容易成為重大疾病的誘因。

首先，一旦便祕就會在廁所裡使勁出力，此時血壓會上升多達三十～四十。這麼一來，**心血管與腦血管疾病發作的風險**就會大幅攀升。有不少人都是在上廁所時倒下，原因就與便祕大有關聯。

若是演變成慢性便祕，腸道就會發炎，增加罹患大腸癌的危險性。

不僅如此，腸道又被稱為是「第二大腦」，由此就能看出腸道的重要性，要是腸道狀態不佳很可能會造成身體的壓力，近年來更有報告指出「便祕與憂鬱症有關」。

在醫學上對便祕有許多不同的定義，本書主要指的是一週排便次數不到三次，排便時會感到痛苦，就稱為「便祕」。

越來越多人年屆高齡後會被便祕所擾的主要原因，就是「腸道的蠕動隨著年齡增加而變弱」。為了預防便祕，首先該留意的就是要規律進食。讓自己每天都在同樣的時間享用三餐，只要讓飲食步調變得規律，也能連帶調整排便的步調。

我想大家應該都知道，多多攝取富含膳食纖維的食材也有助於預防便祕。平時不妨多將豆類（尤其是豌豆、四季豆）、地瓜、青花菜、牛蒡等蔬菜類，以及乾貨（蘿蔔絲乾、干瓢）、海藻類（寒天、羊栖菜）等端上餐桌享用。

此外，食用優格等「發酵食品」也能增加腸道內的好菌，幫助預防便祕。

不僅如此，平時也請多多補充水分。一定要勤於補充水分，才能讓大便變得比較軟。尤其是早上起床後就要先喝一杯水，除了能補充睡眠時流失的水分，同時也能幫助腸道蠕動。

除了飲食之外，運動也是很重要的一環。大多數高齡長者之所以會便祕，通常都是由於腸道蠕動變弱所引起，若能藉由運動保持肌力，便能達到預防便祕的效果。而且，只要活動身體，腸道內的糞便也會跟著往下動，有助於解決便祕的問題。

反之，若是運動不夠，糞便就會長時間停留在腸道之中，糞便停留得越久、腸道就會吸收越多糞便的水分，最後使糞便漸漸變硬，導致便祕情形變得更嚴重。

上述內容我介紹了各種解決便祕的方法，不過，「不要過度在意便祕」也很重要。就算沒有每天上大號，只要自己不會感到「難受不適」就不成問題。如果今天踏入廁所卻沒有上出來，也只要告訴自己「反正遲早會上出來的」就好。若是認真煩惱排便情形，讓自己陷入低潮，這對高齡長者而言才是更大的問題。而且，無論如何還是要讓自己放輕鬆，才能使腸道蠕動變得更加活躍。

25 試著使用全世界最優秀的「附漏尿墊內褲」或尿布吧！

據推測，約有四百萬的高齡長者有「尿失禁」的困擾。其中，女性占比是男性的兩倍以上，尿失禁對高齡女性而言是個非常嚴重的煩惱。

對於有尿失禁困擾的人，我建議使用「附漏尿墊內褲」來改善不適感。

其實我自己也有使用附漏尿墊內褲。雖然就年齡而言，我才剛過花甲之年，但由於我有心臟衰竭的問題，平時有服用利尿劑進行治療，因此需要頻繁地上廁所，平常每三十分鐘到一小時內就必須上一次廁所。

尤其是從新冠肺炎剛開始肆虐的那陣子，便利商店都不開放廁所外借，外出時真的讓我非常困擾。從那時起，我就開始穿著附有漏尿墊的內褲，雖然多少有點麻煩，不過**比起出門在外還要一直到處找洗手間，這樣還是輕鬆多了。**

在此我要稍微說明一下附漏尿墊內褲，這種內褲有分為男用型及女用型，男用型內褲的漏尿墊是縫在前方的扇形剪裁，女用型內褲的漏尿墊就像是衛生棉一樣的長條型。每一款的大小、厚度及尿液吸收量皆有不同，可依照自己的症狀及用途選擇適合的款式。

例如，在家裡就可以使用漏尿墊較小、較薄的少量型，需要長時間外出時就選擇漏尿墊較大、較厚的款式，依照場合及需求分別使用適合的款式，就能讓自己感到輕鬆又舒適。

附漏尿墊內褲的價格大概在幾十圓日幣上下，並不會造成太大負擔。

肯定有人會說：「我才不想使用什麼附漏尿墊內褲呢！」我完全可以理解這種感受。不過，日本的這種「吸收型」內褲及生理用品，品質可說是全世界最優秀。無論任何事都要試試看才知道，我相信只要嘗試過都會愛不釋手。

此外，我也認為可以漸漸開始嘗試「尿布」。穿上尿布後，不僅可以放心外出，晚上也可以安心入睡，絕對能提升睡眠品質。

我還想跟大家分享一件私事，那就是我本身患有腸躁症，平時有慢性腹瀉的情形，因此，可以想見穿上附漏尿墊內褲的下一步應該就是尿布了。到時候我也想要穿上全世界最優秀的日本尿布，提升老後的生活品質。

26 「頻繁小口喝溫水」可預防脫水

到了炎夏，偶爾會有在學校裡參加社團活動的學生突然昏倒的情形發生，昏倒的學生大部分都是因為「脫水」的緣故。由於體內的水分隨著汗水流出，導致身體功能急遽下滑，所以才會突然昏倒。

人體有百分之六十以上是水分，要是出現脫水症狀，血液就會呈現黏稠狀。這麼一來，血液會變得不易流動，無法將氧氣及營養傳遞到身體的每一個角落。此時，身體不僅會漸漸感到疲勞，也會出現**暈眩、想吐、頭痛等症狀**。

一旦脫水症狀持續惡化，腦中風與心肌梗塞的風險也會隨之增加，脫水絕對是會危及性命的重大疾病。儘管進行社團活動的學生很令人擔心，不過我更擔心高齡長者面臨脫水危機。因為只要上了年紀，就很容易因為各種原因引起脫水。

首先，年屆高齡後由於食量減少，很容易忽略補充足夠的水分，而且體內能儲存的水量也會隨之減少。再加上高齡長者會變得比較不容易察覺口渴，等到終於感到口渴時，可能早已陷入嚴重的脫水症狀了。

只要一提到脫水，大家通常會聯想到夏季是很危險的季節，不過，空氣乾燥的「冬季」也千萬要多加留意。除了夏季之外，每年十二月到三月的寒冷時期也必須刻意補充水分才行。

補充水分的技巧在於要「頻繁地小口喝水或溫水」。早上起床後就要先喝一杯水，入浴前、入浴後也要各喝一杯水，就寢前也要再喝一杯水，讓自己少量多次地補充水分。不過要注意的是，茶或咖啡具有利尿作用，不適合用來解決脫水情形。

此外，如果是年輕人，通常都是待在戶外時發生脫水，但高齡長者大多數都是待在家時出現脫水症狀，因此即使一整天都待在家裡，也千萬別忘了經常補充水分。

若是感覺到「比平常更口渴」、「口腔裡黏黏的」、「食物很乾」、「尿液顏色比平常深」等，出現上述情形時一定要特別留意。

一旦出現上述情形，就請將溫水裝入水壺，放在隨手可及的地方，讓自己比平常更「頻繁地小口喝水」。

27 鍛鍊腹肌與背肌，預防「腰痛」

根據日本骨科學會的調查，約多達三千萬人平時有「腰痛」的困擾。這個數字已經高達日本人口的四分之一了。日本素有「肩頸僵硬大國」之稱，其實也是「腰痛大國」。

一旦腰部長期承受負荷，肌肉就會變僵硬，導致脊骨、骨盆歪斜錯位，使腰部產生疼痛感。若是持續惡化，嚴重時甚至會讓人無法從床上起身。一定要從症狀還輕微時著手改善，才不會連日常生活都無法正常運作。

腰痛的原因大致可分為下列三項：「運動不足」、「姿勢不良」、「坐了不適合身體的椅子」。

其中，「運動不足」與「姿勢不良」彼此的關聯密不可分。因為就算自認為有保持良好姿勢，要是運動不足而導致肌肉量下滑，也無法正確保持良好姿勢。人類在站著的時候，不只用到雙腿的肌肉而已，同時也會用到全身的肌肉，尤其是腹肌與背肌更是支撐體重的功臣。若是腹肌與背肌無力，便無法保持良好姿勢。

因此，我會建議年輕人與中年人要好好運動以鍛鍊腹肌與背肌。不過，高齡長者若是用了不當的方式鍛鍊腹肌與背肌，很可能造成身體疼痛，因此最好的方式還是「走路」。

在走路時要盡量伸直背肌，踏出較大的步伐，便能在訓練雙腿肌肉的同時，也鍛鍊到腹肌與背肌。

接下來，關於「椅子」的部分，我建議購買可以調整高度及角度的椅子。不只是工作椅，餐椅也要選購可以調整的款式會比較好。因為坐在椅子上時，會因為當下的行為而改變姿勢。若能依照姿勢來調整高度及角度，就能讓腰部維持在良好的姿勢。

28 藉由「荷爾蒙補充療法」讓自己溫柔待人

身體的免疫功能及代謝功能（分解營養素、製造出身體所需物質的功能）由約七十種荷爾蒙掌控。這些荷爾蒙的分泌量會從四十歲開始慢慢減少，尤其是男性的男性荷爾蒙、女性的女性荷爾蒙會急速減少。

受到荷爾蒙減少的影響，身心都會出現各式各樣的症狀，例如心悸、盜汗、熱潮紅、頭痛、耳鳴、手腳冰冷、疲憊、倦怠、焦躁、不安、抑鬱等，這些症狀統稱為「更年期症候群」。不只是女性、男性也會有更年期症候群。

在此我以男性為例向大家說明。七十幾歲的男性當中，約有百分之八十有男性荷爾蒙不足的問題。男性荷爾蒙主要是從睪丸及腎上腺（位於腎臟上方的內分泌器官）分泌，但隨著年齡增長，兩者的功能都會跟著衰退，導致荷爾蒙的分泌量降低。

這麼一來，在身體方面不僅精力會下降，也不容易長出肌肉；在精神層面的影響更大，無論是活動意願、行動力、專注力、記憶力等都會變弱。而且，更會對別人提不起興趣，包含異性在內也是一樣，導致缺少社交生活。

我認為被診斷為「初老期憂鬱症」、「老年憂鬱症」的人，應該有很大一部分是受到男性荷爾蒙不足所影響。

所以，無論是男性或女性，面臨荷爾蒙分泌量顯著減少時，建議可考慮接受「荷爾蒙補充療法」。

荷爾蒙補充療法是一種能有效預防老化的治療方式，以男性為例，補充荷爾蒙後就可以增加肌肉量、骨骼量、減少體脂肪，精神上變得充滿活力，記憶力也會有所提升。

最近的研究甚至指出，當體內男性荷爾蒙較多時，「為人會變得更溫和親切」。我自己也有接受荷爾蒙補充療法，治療後讓我深切感受到自己變得**更有活力，不僅不容易疲累，還能溫和親切地對待別人，人際關係變得更好了。**

補充荷爾蒙的方式非常簡單，男性可以服用口服藥或注射男性荷爾蒙，女性則可以使用陰道錠劑或口服藥。不過目前最大的問題是，日本並沒有正式的更年期症候群這項病名，因此健保無法給付。

有些先進國家由於荷爾蒙補充療法的療效相當顯著而適用於健保，但日本目前無法適用健保。

雖然在日本進行這項治療的費用比較昂貴，不過荷爾蒙補充療法是一項具有充足科學根據的療法，我認為與其砸大錢在療效不明的健康食品，不如選擇這項治療會是更聰明的作法。

29 年過八十後，就別再去做「健康檢查」了

我在前一本著作《如果活到80歲》中曾提及，「年過八十後，就沒有必要再做健康檢查了」，之後收到非常多人詢問：「醫師，不做健康檢查真的沒關係嗎？」所以我打算在這裡進一步說明原因。

在醫療界有一項全球知名的「調查」，是將一千兩百名有生活習慣病的芬蘭患者分為兩組，進行了長達十五年的追蹤調查。

其中，第一組在這十五年的期間內都沒有做健康檢查，醫師也不做出任何指示，稱為「醫療放棄群」；第二組則定期做健康檢查，醫師也會給予患者醫療指示，稱為「醫療介入群」。

結果，在這十五年內的死亡人數，對比醫療放棄群的四十六人，醫療介入群是六十七人，幾乎多了近五成。從這個結果可看出，健康檢查與醫師指示可說是毫無意義，反而更增加了死亡人數。

這項調查結果震撼了歐美的醫療界，現在已經沒有歐美國家將健康檢查制定為國家醫療、健康政策。推崇每年都持續健檢同樣項目的國家，在全世界似乎僅剩日本及韓國而已。

日本現行的健康檢查，是分別針對「每個內臟」進行檢查，在我看來這簡直是「製造出病人的系統」。健檢機構先針對每個內臟設定出一個研究依據薄弱的「正常值」，只要檢查出的數值不在所謂的正常範圍內就判定為「疾病」。而被判定「罹患疾病」的人，就必須服用那些不必要的藥物、接受不必要的手術，反而縮短了健康壽命——這就是我的想法。

話說回來，年屆高齡後，健康檢查的各項數值會出現一些「異常」完全是合情合理。就算健檢報告中從頭到尾都是紅字，能活到八十多歲本身就代表了身體非常健康。如果一味拘泥於某個內臟的檢查數值，以提升或降低數字為目標過日子，反倒會使整體健康狀態惡化。

舉例來說，一旦被判定為高血壓，就讓自己每天吃減鹽飲食，這麼做檢查數值或多或少都會變得比較好。可是，每天都只能吃稱不上美味的減鹽飲食，等同於**被剝奪了「飲食」的樂趣，很有可能讓整體免疫力下滑**；對心理層面當然也會造成負面的影響。

我實在看太多「某個內臟的檢查數值變好，但整個人卻變得不健康」的類似案例了。我認為與其執著於所謂的正常數值，更應該注意的是別讓自己過著壓抑憂鬱的生活。

不僅如此，健康檢查本身就包含了對身體有害的一面。那就是在做健康檢查時，一定會照胸部X光，這就代表著讓身體暴露在輻射之下。而輻射的危險性是全世界都有共識的一件事。

WHO（世界衛生組織）在一九六四年，也就是將近六十年前就已經呼籲停止胸部X光拍攝，但遺憾的是在超過半世紀後的現在，日本厚生勞動省依然不打算禁止胸部X光的相關醫療。

30 試著用「抱怨」來判斷醫師的好壞

年齡越長，跟醫師接觸的次數一定會越來越多，這時候與自己的「家庭醫師」是否合得來就會變得更為重要。

選擇醫師時，最重要的並不是學歷或頭銜，而是對方「能不能仔細傾聽患者說話」。要是找了一位不仔細聆聽患者說話，只專心盯著電腦螢幕檢查數值的醫師，或執著於自己診斷，不傾聽患者心聲，強迫患者接受特定治療方式的醫師，只會讓人縮短壽命而已。

假設當你服用醫師開立的處方藥後，身體感到倦怠無力，為此與醫師商量後，醫師卻沒有把你的話當一回事，還是繼續開立同樣藥物，就不要再繼續找這種醫師看診比較好。

如果當醫師聽完你的抱怨，卻對你說：「那我們再繼續觀察看看吧！」這種醫師也不及格。因為這種醫師只有嘴巴上說得好聽，實際上還是繼續堅持自己的治療方針，得到的「結果」是一樣的。

我認為這種醫師恐怕是不知道還有其他的治療方式，所以才會堅持採用「醫療教科書」上白紙黑字寫的標準治療方式。

反之，**如果是經驗豐富的臨床醫師，一定會仔細聆聽患者說話**。尤其是活到高齡後，每個人的身體狀況都會有很大的差異，即便服用同一種藥物，對有些人能發揮藥效又沒有副作用，但也有些人不僅沒效，還會產生諸多副作用。

經驗豐富的醫師正是因為非常了解這一點，才會傾全力聆聽患者的心聲。至少在患者抱怨「這個藥會讓我全身倦怠無力」時，醫師要能表示：「那我們換一種藥物試試看吧！」這才稱得上是一位合格的醫師。

所以，當你想「診斷」一位家庭醫師的能力時，不妨試著抱怨看看。例如藥物的副作用或繃帶的纏繞方式會讓你感到疼痛等。當你發出抱怨後，如果醫師會立即想辦法為你改善，就是一位好醫師。

此外，當你第一次找某位醫師看診時，從醫師的問診方式也可以「診斷」出醫師的好壞。無論是哪一個科別，初診時醫師會詢問的不外乎就是從「您怎麼了嗎」開始，再一一釐清「從什麼時候開始」、「是怎麼發作的」、「在什麼情況下發作」、「發作的程度如何」、「還有其他症狀嗎」。

如果醫師就連上述的基本問題都問不好，絕對是個「庸醫」。萬一遇到這種醫師，趕緊找別位醫師才是明智的選擇。

31 確認醫院的電話應對，診間是否有空氣清淨機、加濕器

在選擇「家庭醫師」時還有一些注意事項需要留意。

首先，最重要的就是要選擇「交通方便」的醫院。除了計算住家到醫院的交通時間外，也要確認等待時間與停車場的狀況。就算某間醫院「風評優良」、「熟人推薦」，若是交通時間太久，也最好不要選擇這家醫院，因為光是交通就會使人筋疲力盡。

另一方面，若是找到了能輕鬆抵達的醫院，在實際前往就醫前，建議先打一通電話過去，感受對方接電話時的態度。在電話裡只要詢問對方關於「停車場的狀況」或「哪一個時段人比較少」之類的問題就好。

如果面對這些問題，院方的回應很草率的話，就可以推測出院方可能無心

經營，或因為人手不足而無法做好電話應對。像這樣的醫院也最好不要前往就醫。

接下來，實際抵達醫院後，要先確認等待區是否有放置空氣清淨機或加濕器，這些都是為了預防院內感染所需的器材。如果沒看見這些器材，就可以將這間醫院視作為作風老派、準備不周的醫院。

而**環境方面是否隨處都乾淨整齊、在這間醫院裡工作的人是否充滿活力，**這些當然也都是觀察的重點。

進入診療室後，也要記得我剛才提醒的，患者必須從自己的角度仔細「診斷」醫師。容我再重複一次，一位好醫師最重要的特質就是會仔細聆聽患者說話。尤其是針對高齡長者，除了前面提到的基本提問之外，還要能詳細詢問患者「過往的病例」，才稱得上是一位有點經驗的臨床醫師。

再來，醫師是否有完整說明治療方針與用藥，也是患者「診斷」醫師的重點之一。

最後一個重點，就是必須觀察其他在等待區等候的患者狀態如何，這比上述都來得更重要。如果其他患者看起來都充滿活力，就可以看出這位醫師會配合患者的狀態開立適量的藥物；若並非如此，就可以判斷這位醫師很可能會開立過量的藥物。

另一方面，在選擇「牙醫師」時也一樣可以套用上述的觀察重點。不僅如此，牙醫師是否有針對「健保醫療與自費醫療」進行完善的說明，也是重要的評分項目之一。

32 尋找、選擇手術經驗較多的醫院

若是不幸罹患了必須動手術的重大疾病，究竟該如何選擇「醫院」呢？請大家先打開電腦，搜尋各大醫院的官網，查詢「醫療成就」（過去一年內的手術件數）等。接著再針對自己所罹患的疾病，尋找治療該疾病經驗豐富的醫院。因為這是非常重要的準備工作，如果是不善於使用電腦的人，可以請家人幫忙查詢。

近年來，許多醫院都會直接在官網上公開「手術件數」。手術件數越多的醫院，當然就可以認定院方相當熟悉該項手術。

在醫療界中，我們會將進行大量手術的醫院稱之為「手術中心」，甚至還有論文研究指出「醫院的手術件數越多，手術成效越好」。

日本最近也有網站可以一併查詢全國各地醫院的醫療成就與手術件數，只要善用這些網路資源，就可以很快查詢到需要的結果。請大家盡量利用網路查詢屬意醫院的醫療成就，甚至進一步查詢醫師本人的手術件數。

舉例來說，心臟科醫師若「一年進行兩百件以上手術」，就可以稱為名醫。反之，如果是醫療成就較少，甚至是沒有公開的醫院，就千萬要多加小心。如果要動手術，就應該避免前往這樣的醫院。

從這個角度來看，如果是經常有患者從別間醫院轉介過來的醫院，就比較值得信賴。不過，如果是那種喜歡動手術的醫師，大部分的情況下反而對高齡長者有害，關於這方面請大家一定要仔細評估。我常在想，如果有那種像是美食網站一樣可以對醫師評分的醫療網站就好了。

按照上述步驟選擇好醫院、負責醫師後，還必須確認一件事，那就是負責門診診療的醫師是否會為自己執刀。如果能讓門診醫師實際為自己動手術，手術後面對患者的疑問時，便能給出更清楚的回覆。

第 3 章

給大腦及心靈任性的空間

33 每週五天、每天散步二十分鐘，能降低百分之四十罹患失智症的機率

日本現在約有七百萬的失智症患者，若再加上被稱為MCI的輕度認知障礙，到了二〇二五年預計會突破一千萬人。

年齡越長，當然越容易罹患失智症，七十～七十四歲的比例是百分之四．一，七十五～七十九歲則躍增三倍為百分之十三．六。接下來，八十～八十四歲（百分之二十一．八）到八十五～八十九歲（百分之四十一．四）比例又再翻倍，最後到了九十～九十四歲（百分之六十．一）、九十五歲以上（百分之七十九．五）更是持續向上攀升。

不過反過來看，九十～九十四歲約有百分之六十的人罹患失智症，這也代表著將近百分之四十的人即使到了如此高齡依然「沒有癡呆」。我將這個

族群稱之為「清醒組」，現代人不僅要健康長壽，更要「以健康的頭腦活得長壽」，我將在這一章中介紹實現這個目標的方法。具體而言，就是預防「失智症」，避免「大腦隨年齡而衰退」的方法。

這兩者在醫學上的定義完全不同，失智症是一種「疾病」，而大腦隨年齡而衰退是一種「老化」。年齡漸長後，即使**沒有特別罹患任何疾病，全身的肌肉也會漸漸萎縮**，大腦也是一樣。

不過，對高齡長者而言，實際上失智症與老化幾乎可以畫上等號。因此，預防這兩者的「方法」有許多共通之處，我將在本章中一併說明。

首先，讓大腦保持健康活力最好的方法就是「外出」。比起在家裡懶洋洋地躺著，只要踏出家門就一定會「走路」。雖然雙腳位於距離頭部（大腦）最遠的位置，不過「走路」卻跟大腦有密不可分的關聯。

古希臘醫學之父希波克拉底在兩千多年前就已經注意到步行與大腦之間的關係，他曾說過：「只要走走路，頭腦就會變得比較輕鬆。」現今的醫學也證明了這位先賢的推測，我們已經得知一週走路九十分鐘（一天十幾分鐘左右）的人，比起一週走不到四十分鐘的人，更能保持良好的認知功能。

此外，還有研究報告指出：「每週五次、每次走路二十分鐘，便能降低百分之四十罹患失智症的機率。」在動物實驗中，也有報告指出：「只要讓老鼠運動，大腦裡就不會堆積引發阿茲海默症的物質。」

走路可以讓大腦靈活運作的最大關鍵，就在於走路時除了會運用到雙腿肌肉外，也會同時用到腹肌、背肌、手臂等全身的肌肉。

肌肉之中有一種稱為「肌梭」（真的呈現梭子狀）的感覺神經末梢，只要走路便能刺激肌梭傳遞信號給大腦。肌肉重量占了全身體重的一半，因此**從肌肉傳來的刺激對大腦而言是非常強烈的刺激。**

不僅如此，大腦活動時需要非常充足的血流，走路能促進血液循環，增加大腦內的血流量（＝氧氣量）。這也是為什麼我們在散步時常會靈光乍現，出現新穎想法的原因之一。

至於該怎麼走，其實光是隨意走走就行，如果是身體狀況不錯的人，記得要抬頭挺胸，大幅擺動雙臂、跨大步走會更好。因為這麼做能為身體帶來更大的負荷，同時鍛鍊心肺功能。

只要讓心臟與肺部確實發揮功能，便能將充足的血液與氧氣運送至大腦，讓大腦運作得更活躍。維持心肺功能，其實就等同於維持大腦功能。

34 每週改變兩次例行生活

在醫師的世界裡有句話：「執業醫師不會癡呆，在大學教書很容易癡呆。」這是因為執業醫師在一年三百六十五天當中，每天都必須應付各式各樣的「變化」（尤其是各種麻煩事）；若是在大學裡教書，每天的工作很容易變成例行公事的緣故。

大腦中的額葉是專門用來處理意外事件的部位，若每天過著缺乏變化的生活，額葉就會進入休眠狀態。年屆高齡後，很容易每天都過著同樣的生活，因此建議大家要**刻意在生活中做點改變，才能讓大腦變得更有活力。**

目標是一週做兩次（一年一百次）跟平常「不太一樣」的事。

每當我這樣建議患者時，很多人都會告訴我：「這是您的建議裡最難做到的一件事。」年屆高齡後，要挑戰過去完全沒做過的事確實有難度。不過，我要大家做的並不是那種「與平常截然不同的事」。

所謂「跟平常不太一樣的事」，其實只要有一點點不同之處就好。只要有一點點小小的改變，就能帶給大腦充分的刺激了。

舉例來說，年屆高齡後前往超市時，總會購買「同樣的商品」。因為自己喜歡的品項已經固定，無論是麵包、冰品等都會直接選購同品牌的同商品。這麼做就像是大學教授在做例行公事一樣，無法對大腦造成刺激。

都已經特地出門購物了，就稍微改變一下每次購買的品項吧！例如，甜麵包不要老是買一樣的菠蘿麵包，偶爾改買不同口味的試試；糖果不要每次都買牛奶糖，嘗試別種口味也不錯。此外，「拌飯香鬆」不要老是買長年來愛吃的鰹魚昆布口味，也可以買生薑昆布口味——只要像這樣挑戰「跟平常不太一樣的事」就好了。

當然並不只侷限於食物而已，假設原本只會購買單層款衛生紙，也不妨試著改買雙層款；眼藥水也可以換個品牌試試。這麼一來，每天都能在日常生活中加入「一點點改變」。

雖然做出改變，就意謂著一定會遇到失敗的時候。不過，即使是嘗試錯誤的過程，也能預防大腦「休眠」。如果運氣好，說不定也能遇到「這個味道還不錯！」的成功結果。這種令人感到驚訝的發現，對大腦而言也是很大的刺激。

35 你會親筆寫下「三～五行的日記」嗎？

林真理子的小說《李王家の縁談》（暫譯：《李王家的親事》）是仔細分析梨本宮伊都子王妃親筆寫成的長篇日記後所著成的傑作。這是我第一次看到如此生動描寫皇宮貴族生活內幕的作品。

這部作品的主角伊都子王妃，從戰前橫跨至戰後長達七十七年的期間都持續撰寫日記，最後活到九十四歲高齡。在我看來，維持「書寫日記的習慣」肯定是她長壽的祕訣之一。

養成寫日記的習慣，能對大腦及身體帶來很好的影響。因為一旦要寫日記，就必須先「回想」當天發生的事才能動筆。回想自己當天「跟誰碰面、說了些什麼」、「吃了什麼、味道如何」等，就是很好的「回憶訓練」。

雖然有些人會說：「上了年紀之後，生活中根本沒什麼事可寫進日記裡。」但我認為，正是「沒什麼可寫的一天」才更要寫日記，藉此製造出鍛鍊大腦的機會。從平淡無奇的一天裡，**找出值得寫下來的小事，就稱得上是高強度的頭腦體操了。**

只要仔細回想，即使是「平淡無奇」的一天，其實也發生了很多事才對。就算一整天都只待在家裡看電視，也可以回想出一個最好笑的節目、最有印象的節目，書寫三到五行左右的感想就行了。

像這樣書寫日記不僅能幫助維持記憶力，對於掌控自律神經也能帶來很好的影響。因為在書寫日記時，呼吸會漸漸變得沉穩，從交感神經優先運作的狀態（緊張狀態），替換成副交感神經優先運作的狀態（放鬆狀態）。這對穩定自律神經很有幫助。

此外，書寫日記後也能讓「情緒」變好。更不用提俄國文豪托爾斯泰曾說過：「日記是與自己的對話」，藉由書寫日記，將自己的情緒訴諸於文字，便能從客觀的角度看待自己，這麼一來便能讓情緒狀態變得更穩定。

還有，**比起用電腦打字，我更建議大家將日記親手書寫在日記本裡**。因為親手動筆書寫文字是遠比用手指敲打鍵盤複雜許多的「手部作業」。讓雙手操作複雜的動作，更有助於刺激大腦。

36 反正都要去圖書館，就借一本書回家吧！

每天「去圖書館」是許多高齡長者的例行公事。似乎有很多人都是為了看報紙而前往圖書館，我認為這是非常好的習慣。因為從家裡往返圖書館不僅是很好的運動，路途中也可以讓身體照射到陽光。

只不過，既然都特地跑一趟圖書館，如果只看完報紙就回家就太可惜了。每次去圖書館時，不妨借一兩本書回家吧！

像是現在這個時間點，可以借閱關於烏克蘭及俄國的書回家看看；當然，借幾本我和田秀樹的作品也是不錯的選擇。

借回家的書並不需要一字不漏地讀完一整本。只要大致翻閱一下，看到感覺有趣、自己感興趣的部分再仔細閱讀就好，這樣就可以了。

在後續的章節中我也會提到，光是「一天讀書六分鐘」就能為身心帶來正面的影響。無論是隨著心之所向閱讀，或是嘗試翻閱各種領域的書籍，都能活化大腦，達到預防失智症的功效。

只讀部分章節也好、跳著讀也好，只要有閱讀，都是很了不起的讀書習慣。

37 烹飪是真正的「一心多用」，有助於活化大腦

醫學界有一句用語是「Dual Task」，一般翻譯為「雙重任務」，不過簡單來說其實就是同時進行兩件事，也就是所謂的「一心多用」。

若能進行這項訓練，便能有效預防罹患失智症、避免失智症惡化。因為比起只專心做一件事，大腦的各部位都必須進行更複雜的運作，才能有條不紊地同時處理超過兩件事。

在日常生活中，「烹飪」就是最典型的一心多用。當我們在烹飪時，經常出現「一邊使用菜刀、一邊煮味噌湯」、「一邊使用微波爐、一邊炒菜」等場景，整個烹飪的過程都必須持續一心多用。

大腦必須比平常處理更複雜的資訊，才能像這樣同時做好幾件事，因此可以預防失智症、避免失智症惡化。

此外，在烹飪時雙手會做許多精細的動作，目前已知**當雙手動作時，大腦的血流量會上升約百分之十**；因此手部作業也有助於活化大腦。

不僅如此，烹飪時也很需要「規劃能力」與「判斷力」。例如：「該怎麼將冰箱裡剩餘的食材組合起來，製作出主菜與配菜呢？」像這樣思考料理的內容，就很需要高度的「計算能力」。

這樣的「計算規劃」也可以幫助活化大腦。想必有很多男性在退休前都從未踏進廚房一步，建議大家不妨將烹飪當作是上了年紀後的「工作」或「興趣」吧！

更值得一提的是，烹飪也可以算是一種全身性的運動，站著烹飪十分鐘就能消耗等同於走路七百步的熱量（約二十大卡）。假設一天烹飪三次，就可以換算成走了兩千步之多！

38 粗茶淡飯、節制飲食，可能會讓免疫力下降

WHO在二〇一九年公布了降低失智症風險的指南。在此我參考這份指南，為大家介紹幾種預防「失智症」的方法。

- 多與人來往——與人溝通正是鍛鍊大腦最好的方法。反之，WHO也指出，「社交活動不足」是引發失智症的重大原因之一。即使年屆高齡後，也要盡量與人見面、交流。「與家人對話」、「接觸社會」有助於預防失智症。
- 避免「睡眠不足」——睡眠時，大腦中的腦脊髓液會進行循環，排出大腦裡的老廢物質。因此，若是睡眠時間過短、品質不良，就會加速堆積

引發阿茲海默症的物質。在下一章中，我將介紹「一夜好眠」的訣竅，請大家多加參考。

- 照射早晨的陽光——沐浴在早晨的陽光下，能促進大腦神經傳導物質血清素分泌。這麼一來，不僅能預防憂鬱症，還能製造出大量的睡眠荷爾蒙——褪黑激素。
- 飲食時仔細咀嚼——只要經常活動「嚼肌」，便能對大腦造成刺激，將更多血液輸送至大腦，活化大腦的運作。不僅如此，咀嚼食物時也會對牙周纖維造成壓力，藉此刺激大腦，讓大腦變得更有活力。
- 品嚐想吃的食物——年屆高齡後，「節制」與「忍耐」很可能會縮短性命。「粗茶淡飯」幾乎可以跟低熱量、低營養畫上等號。比起節制飲食，不如享用自己真正想吃的食物，才能讓大腦與免疫功能正常發揮作用。
- 唱歌——「唱歌」時會自然而然運用腹式呼吸，比平時吸入更多「氧氣」。這麼一來，也能將更多氧氣輸送至大腦，有助於活化大腦。

● 來一趟「小小旅行」——只要造訪以前未曾去過的地點，就會自動使大腦積極運作。因為在未知的環境中，不僅會**激起好奇心，觀察力與注意力也會大幅提升**。我並不是要大家「出遠門」，而是可以試著在平時搭乘的車站路線中，挑一個未曾去過的站下車，在附近稍微散步一下即可。即便是小小的「旅行目的地」，也可以讓大腦開始積極運作。

39 多攝取鈣質不僅對骨骼有幫助，還能保護大腦

我們現在已知對高齡長者而言，一旦缺乏鈣質就會使大腦功能下降，記憶力也會變差。這一連串負面影響的運作機制如下：

在大腦中，新的資訊與刺激是藉由神經傳導物質的分泌，傳達至各神經細胞之間。而神經傳導物質的「分泌開關」正是由鈣質所操控。

不僅如此，大腦一旦察覺到鈣質不足，就會下令「溶解」骨骼中儲存的鈣質。這麼一來骨質密度又會變得更低。

為了預防這種慘況發生，平常就要從飲食中攝取適量的鈣質。而最能讓身

體有效吸收鈣質的食品就是牛奶。如同先前提到的，牛奶裡的鈣質最容易被人體吸收，可以攝取到超過一半一天所需的鈣質。**如果有人喝牛奶會腸胃不適，不妨改吃優格或起司也不錯。**

此外，日本也有「吃小魚乾」的飲食文化。雖然小魚乾的鈣質吸收率並不如牛奶那麼高，不過如果能在吃飯時配點佃煮蜜汁小魚乾，肯定對大腦也很有幫助。

40 「DHA」能有效活化大腦，享用生魚片是最有效率的攝取方式

大家都知道，魚類中含有的「DHA」（二十二碳六烯酸）能有效促進大腦運作。DHA的這項功效是英國研究者觀察到「日本小孩的頭腦相當靈活」時所發現。

英國腦部營養學研究所的克魯夫（Michael A. Crawford）教授觀察到「日本小孩IQ（智力）很高」，經過不斷的研究後發現，原因就在於「日本小孩大量攝取含有DHA的魚類」。

日本農林水產省的食品綜合研究所得知這份研究報告後，也對老鼠做了實驗，結果得知只要給予老鼠充分的DHA，老鼠的判斷力與記憶力都會有所提升。

因為ＤＨＡ是製造突觸細胞膜的原料，只要攝取ＤＨＡ便能增加突觸（神經細胞的連接處），讓大腦的運作更靈活。反之，若ＤＨＡ攝取不足，突觸就會劣化，導致大腦內的資訊傳導情形不佳，對高齡長者而言更是引發失智症的原因之一。

近年來，越來越多父母都會讓幼兒攝取ＤＨＡ，期許「小孩頭腦變好」，不過事實上**ＤＨＡ也是幸齡長者應積極攝取的營養素之一。**

魚類當中含有豐富的ＤＨＡ，尤其是鮪魚、鰤魚、鯖魚、秋刀魚、沙丁魚的含量特別顯著。而且，吃生魚片更能有效率地吸收ＤＨＡ。若是經過燉煮、燒烤，會流失百分之二十的ＤＨＡ；若經過油炸更會流失多達一半。

除了生魚片之外，我也很建議大家享用味噌煮鯖魚。因為鯖魚中的ＤＨＡ含量是青背魚中的冠軍，利用屬於黃豆食品的味噌燉煮鯖魚，對高齡長者而言更能提供優異的營養價值。

41 一天思考一分鐘「怎麼會!?」，有助於預防情緒老化

大腦的神經細胞是由一種稱為「突觸」的連接處互相連接。神經細胞互相連接，就能讓大腦順利處理資訊、思考事物、感受情緒，並下達活動身體的指令。

平時越常運用大腦的人，突觸的資訊傳導功能就會越順暢；若是平常不太運用大腦的人，神經細胞的連接就會變得不順，讓大腦功能越加衰退。

由此可知，「清醒組」的高齡長者平時都是屬於經常動腦的族群。一般而言如果給內臟造成太多負荷，內臟功能就會受損；但大腦卻是越用越靈活，真是稀有的器官呢！

在我們的日常生活中，看似會經常用到大腦，實則不然。先前我曾提到「在大學裡教書的醫師很容易癡呆」，說的好聽一點是因為「過著穩定的生活」，要是說難聽點就是「過著毫無變化的生活」，生活越缺乏變化，越容易罹患失智症。因為生活絲毫不起波瀾，每天只要做同樣的事就好，結果就會變得完全用不到大腦，思維模式千篇一律，大腦自然就生鏽了。

為了預防大腦衰退，建議大家養成每天都思考「怎麼會!?」的習慣。不要只單純提出「為什麼？」，而是要加上驚嘆號的「怎麼會!?」。因為「為什麼？」只是單純的疑問，「怎麼會!?」則是帶有情感的探尋。

比方說，看到報紙或電視上報導了某件意外或壞事發生時，不妨花三秒思考看看「怎麼會發生這種事呢!?」。

人類是由情緒變遲鈍開始老化，因此只要像這樣使情緒產生波動，自行設定問題進行思考，便能預防大腦衰退。

42 別再節儉度日，浪費才能遠離老化

其實，「花錢」是一件「很需要動腦」的事。

舉例來說，購物時必須先仔細觀察產品，並與其他產品做比較後，挑選出符合預算的最佳選擇。「購物」是一種必須充分發揮觀察力與判斷力、充滿創造性的行為——這當然也有助於預防失智。

因此，我建議高齡男性至少要能做到「自己選購」身邊要用的東西。不要把所有事都丟給太太，試著自行購買要穿的衣服、襪子、褲子等，就是避免大腦休眠的訣竅。

我平常看診時，偶爾也會遇到一些年輕人向我諮詢：「總是提不起勁」、

「不知道自己要做什麼」，渾身散發出抑鬱低落的氣息，詢問之下，才知道他們平時身邊的用品都是母親幫忙購買。長期處於這種凡事不必自己動手的狀態，當然難以湧現出「自發性」的行動意願了。

我還要進一步建議大家「多多花錢」。我認為，「別再節儉度日、多多浪費」才能讓人更有活力地活下去。

舉例來說，如果是住在東京的人，偶爾可以去一趟銀座，坐在帝國飯店的老帝國酒吧裡喝一杯；不然至少可以在大廳裡慢慢喝杯咖啡、品嘗一塊蛋糕。花費兩千日圓左右就可以「購買到非日常的體驗」，讓大腦變得充滿活力。

不僅如此，當今的資本主義社會奉行「顧客至上」，只要花錢，店裡的人就會忙不迭地獻殷勤，讓人備感尊榮。即使退休之後少了頭銜，還是可以當一輩子的客人，這在情緒層面上也能防止癡呆。

此外，我也建議大家可以把錢花在荷爾蒙補充療法或醫美療程上。這類治療通常不適用健保，因此所費不貲，不過卻能讓人看起來重返年輕，大腦也會變得更有活力。

當然，這都是在手頭有閒錢的情況下才能這麼做。反過來想，如果打算把這些錢都留給子孫，反而會成為大家「爭奪家產」的導火線，想必沒有人樂見這種事發生吧！現在這個時代，**自己賺的錢就要自己花光光**——我認為這才是真正的「孝順子孫」。

43 把自己打扮得時髦一點，才能拓展行動範圍，情感上也能恢復年輕

「行為治療」是一種精神療法，這是一種奠基於「改變行為後，心靈狀態也會隨之改變」的治療方式。

像是感到憂鬱的人常會「連走路都走不了」，如果能先想辦法讓自己走幾步路，親身感受到「自己走路」的感覺後，大多數人的憂鬱症狀（心靈狀態）就會有所好轉。

我認為高齡長者也可以參考這個療法，在日常生活中加入「自己可以做到的行為治療」。其中，最簡單的方法就是「打扮自己」。

只要將自己打扮得時髦一點，自然就會想要出門走走、與別人碰面，間接拓展行動範圍。像這樣改變自己的「行為」，不僅能讓情感上恢復年輕，還能

促進大腦活化。反之，一旦認為「我都已經這麼老了，沒必要再打扮自己」，大腦就會越來越衰老。

如果是女性，我建議一個月可以穿一次和服。雖然穿著和服的確是一件麻煩事，不過，**只要做出與平時不同的行為**，就能為生活增添不一樣的高低起伏，便能預防老化。

打扮當然並不只限於衣著而已。偶爾前往理髮店或美容院改變造型也是不錯的方式。如果是平常只花幾百日圓剪髮的人，不妨偶爾前往當地最高級的理髮店，狠下心花五千日圓打理造型。這麼做也許就能「發現」全新的自己哦！

44 緩緩吐一口氣，藉此消除壓力

對大腦而言，最大的勁敵就是「壓力」，這並不只限於高齡長者而已。一旦壓力超過負荷範圍，大腦就會受損。尤其是名為「海馬迴」的部位會受到最嚴重的損傷。海馬迴又被稱為「記憶的入口」，這個部位一旦受損，就很難再記住新的事物。

那麼，高齡長者究竟要怎麼做才能排解壓力呢？

我認為最好的方式就是進行「公園浴」，這是指「在公園裡做森林浴」。「森林浴」確實能讓人心情沉靜下來，不過應該有很多人都住在無法直接步行到森林的地方吧！因此，建議大家可以利用住家附近的「公園」。儘管稱不上是森林，不過樹木本身就有安定人心的作用，再加上聆聽鳥鳴也有助於緩和情緒。此外，在公園裡散散步也算是一種適度的運動，能讓精神變得比較放鬆。綜合以上各項因素，我才會建議大家在公園裡走走，藉此排解壓力。

此外，「畫畫」也是排解壓力的好方法。憂鬱症的治療中有一種名為「藝術治療」的治療方式，這是以畫畫、捏黏土等方式表現出自己的感受，藉此排解壓力、降低不安感。我認為大家不妨作為參考，出門進行「公園浴」時，順便也畫上一張素描吧！

其實，不一定要親筆作畫，光是欣賞美術作品便能排解壓力。偶爾前往美術館，讓自己抽離現實生活，面對藝術作品敞開心胸讚嘆：「真美！」、「真了不起！」，也有助於紓解壓力。而前往佛閣寺廟參拜佛像，也具有同樣的功效。

最後，建議大家在面對壓力時「深呼吸」。當血液中的氧氣含量較少時，會讓人焦躁不安、沒辦法保持沉穩。反之，**當血液中含有充分的氧氣時，抗壓性也會隨之提升。**

因此，當你感到「今天莫名焦躁」時，就先深呼吸吧！剛開始要先慢慢吐一口氣，再緩緩深吸一口氣，重複好幾次這樣的深呼吸。深呼吸的訣竅就在於「先吐氣」。先從下腹部吐出一大口氣，受到反作用力的影響，接著自然便能緩緩吸氣——在反覆深呼吸的過程中，就能使心情漸漸平靜下來。

45 能讓自己「發牢騷」的對象，是幸齡長者的最大財富

「發牢騷」乍看之下是一件很負面的事。光是從牢騷這兩個字，就代表著即使說出來也無濟於事的意思。

不過，從精神科醫師的角度來看，「發牢騷」絕對不是一件壞事，甚至還能大大幫助保持心靈健康。

我自己就曾有藉由「發牢騷」在精神上獲得救贖的經驗。當我三十出頭在美國學習精神分析時，我在精神上就被重重壓力壓得喘不過氣。

當時我英語說得並不好，幾乎不曾參與當地的研討會，那是我人生中壓力最大的時期。

不過，在美國要成為一位精神分析師，自己也必須接受精神分析才行，所

以我每週都會找精神分析師接受五次諮商。負責幫助我的精神分析師，總是耐心傾聽我的破英文，雖然我大部分都是在發牢騷，不過正是因為有那段諮商時間，才能勉強熬過美國的留學生活。

從這段經驗中，我深切體會到「發牢騷的功效」。回到日本當上精神科醫師後，之所以能**認真傾聽患者包含牢騷的每一句話**，全都是拜這段經驗所賜。

發牢騷可以將內心累積的壓力都宣洩出來，具有「清掃」內心的功效。如果身邊擁有可以讓自己發牢騷的另一半、親朋好友，絕對是幸齡長者最大的財富。要是你擁有這樣的對象，就請痛快地發牢騷吧！不過千萬別忘了，自己發完牢騷後，也要認真聆聽對方發牢騷喔！

第 4 章

做不到就果斷放棄，做得到就繼續努力

46 就算使用掃地機器人，也要維持打掃的習慣

對高齡長者而言，「做家事」是一項很好的運動。建議大家善用方便的家電協助打掃、烹飪、洗滌等家事之外，同時也盡量自己動手做家事。

想要健康活到老，要訣就在於「不要忍耐」，以及「不要放棄」。持續做家事、盡量運用自己剩餘的能力，才能避免陷入老年衰弱症的窘境。而且做家事也能預防失智症。因為家事不只能鍛鍊身體，同時也是大腦最好的體操。

可惜的是，身體能力會隨著年齡漸長而持續下滑。儘管如此，我依然認為可以花點心思，借助近年來越來越方便的家電，或是**請清潔人員來家裡幫忙，這麼一來，即使年屆高齡還是可以自行處理一部分的家事。**

在此，我想先從最花體力的「打掃」開始談起。

打掃要是全都親力親為，絕對是一件非常累人的事，這麼一來反而得不償失，因此上了年紀之後，最重要的就是要想辦法減少「工作量」，才能持續打掃下去，這就是關於打掃的「基本方針」。

若漸漸開始覺得以往使用的吸塵器變得「很重」，就可以改買最近流行的輕量手持型吸塵器。最近有許多廠商都推出了不到一公斤的吸塵器。

順帶一提，這本書的重量約為一六〇克（日版），不到一公斤就代表只有六本書左右的重量而已。

要是就連不到一公斤的吸塵器，也漸漸讓你感到不堪負荷，就是「掃地機器人」等打掃家電派上用場的時機了。雖然有些人可能會懷疑：「使用掃地機器人就達不到運動的目的了。」但對高齡長者而言，使用掃地機器人也能充分運動到身體。

因為掃地機器人比較不擅長處理階梯與阻礙物，在使用前要先整理地上多餘的物品才行；此外，也必須將掃地機器人搬到需要打掃的地點，掃地機器人本身也需要清潔。這些事務對高齡長者而言，其實就是很好的運動了。

總而言之，七十幾歲的長者可以趁著身體還很有活力時，親自使用吸塵器打掃環境；到了八十幾歲之後為了避免跌倒，就可以借助掃地機器人或請清潔人員幫忙打掃。

話說回來，年屆高齡後，本來就會有些地方無論再怎麼努力都無法清潔乾淨。這麼一來，除了灰塵會漸漸累積，跳蚤也會開始繁殖，對健康帶來威脅。

此外，地板上若有垃圾，也會造成走路不穩，甚至跌倒。

不僅如此，就精神上而言，保持室內環境整潔也是很重要的一環，一旦家裡變得凌亂骯髒，絕對會加速老化。請大家善用各種方法，維持室內環境的整潔吧！

47 使用適合高齡長者的安全瓦斯爐

「烹飪」是一種需要同時動手又動腦的工作。持續烹飪可以避免罹患老年衰弱症與失智症，有助於延長健康壽命。

雖然我建議大家「盡量自己動手烹飪」，不過年屆高齡後，實在也沒必要一天進廚房三次。不妨搭配外送便當，或超市販售的小菜，盡可能維持「偶爾動手烹飪」的習慣就好了。

高齡長者親自下廚時，最令人擔心的就是用火了。很多上了年紀的長者都很容易「忘記鍋子還在瓦斯爐上」，忘了關火引發火災。

為了預防火災發生，最好的作法是將家中的瓦斯爐換成「ＩＨ爐」。由於ＩＨ爐不會有火，能大幅降低發生火災的風險。

不過，換成ＩＨ爐後，就必須記住使用的方法；鍋具與平底鍋也需要換成適合ＩＨ爐使用的產品。因此，也有高齡長者將瓦斯爐換成ＩＨ爐後，無法適應這些改變而放棄烹飪。

所以我認為，將一般瓦斯爐換成「適合高齡長者使用的瓦斯爐」也是可以考慮的選項之一。

所謂適合高齡長者的瓦斯爐雖然基本上也是「用火」的裝置，卻具備自動關火的功能。例如，當瓦斯爐上沒有鍋具、瓦斯爐卻感應到有火時，就會自動關火，能降低火災與燒燙傷的風險。

至於該選擇哪一種爐具，不妨親自前往廚具展示中心試用看看，要是覺得自己應該可以適應ＩＨ爐就選ＩＨ爐，若覺得ＩＨ爐不太適合自己，就選擇適合高齡長者使用的瓦斯爐吧！

48 利用洗脫烘滾筒洗衣機延長健康壽命

接下來要談的是「洗衣」。洗衣對高齡長者而言也是很好的運動。尤其是「曬衣↓收衣」的步驟最適合用來鍛鍊上半身的肌肉。在曬衣服時，必須上下擺動手臂，可幫助維持手臂與背部附近的肌肉。而且**蹲下來從洗衣機取出衣物時，也跟深蹲具有同樣的效果。**

不過，這也要下半身還很強健才能辦到。等到年齡更長，曬衣服也會變成一件苦差事。到時候為了避免跌倒，建議將洗衣機換成「洗脫烘型洗衣機」。簡單來說就是只要按一個按鈕，就能一次做好洗衣、脫水、烘乾的全自動型洗衣機。

對高齡長者而言，比起以往的直立式洗衣機，「滾筒式洗衣機」會更方便操作。因為以往的直立式洗衣機必須從洗衣機上方拿取衣物，當肌肉退化後，就無法像以前一樣輕鬆拿取衣物了。而滾筒式洗衣機可以從較低的位置拿取衣物，不會對腰部造成太大的負擔。

年屆高齡後，無論是曬衣服、收衣服都會變成很累人的工作，不過最近市面上推出了可以單手收取衣物的智慧型衣架，請大家多運用適合自己的家電與產品，繼續維持自己「洗衣」的習慣，也有助於延長健康壽命。

49 避免在天氣不好的日子及晚上出門購物

年齡漸長後，「購物」也會變成一件不輕鬆的事。有一份以高齡長者為對象的問卷，詢問高齡長者「您認為挑選住家環境時有哪些重點？」，結果顯示回答「購物方便」的比例最高。由此可以看出高齡長者不希望購物造成自己太大的負擔。

儘管如此，我還是建議大家盡可能「維持自己購物」的習慣。因為無論是對身體、大腦與心靈，購物都能帶來許多正面的影響。

在前面章節中也有提到，出門購物不僅可以活動到「身體」，也會用到許多「腦力」；再加上購物時店員對自己獻殷勤，還能滿足自尊心，讓「心靈」

也備感充實。換句話說，持續購物可以**讓身體、大腦與心靈都充滿活力**。

不過，隨著年齡漸長，前往超市會變得很麻煩，要將採買的物品搬回家也變得難上加難。再加上隨著時間過去，跌倒的風險也會逐年增加。因此，在此我要告訴大家「安全購物的三個訣竅」。

首先是「不要在天氣不好的日子出門購物」。一旦地面、地板濕滑，很容易讓人滑倒、摔跤。還有，在晚上、天色較暗時出門購物對高齡長者而言也很危險。因為走夜路很可能會沒注意到地上的障礙物導致跌倒。就算傍晚要做菜時才發覺「醬油用完了！」也不要急著當天去買，等到隔天天色明亮時再出門購買吧！

再來，出門購物前要先做好「當天的購物清單」。若是回家後才發現有東西忘了買，又得再跑一趟，這樣不僅太累，注意力也會降低，很容易遭遇意外。

最後一個訣竅是關於採買物品後的搬運方式。若已經沒辦法用手提的方式提回家，可以考慮使用後背包。因為即使都是一樣的重量，背在身後也會比提在手上方便輕鬆許多。

如果就連後背也難以負荷，不妨利用「散步購物車」（高齡長者專用的手推車）。我認為在所有「步行輔助器具」中，散步購物車是最優秀的產品。除了能輔助步行之外，還可以乘載物品，累了甚至還能坐在上面休息，功能性絕佳。

在此我要提一件私事，我母親年屆高齡後曾摔倒兩次，兩次都造成大腿骨骨折，但她還是可以維持外出的習慣，這也是因為有使用散步購物車的緣故。

在選購散步購物車時，關鍵就在於要選「簡約輕量型」的款式。簡約輕量型的散步購物車即使遇到階梯，也只要稍微出力就可以任意抬起，而且轉彎也很容易，就連在商店內也能輕巧順暢地轉換方向。

不少日本人即使步行能力已經退化，也不喜歡使用拐杖或散步購物車。雖然我明白大家「想要不借助外力，用自己雙腳走路」的心情，不過我認為，能坦率接受便利工具的開闊心胸，才是「年齡」帶來的美德。

多利用便利的工具，讓自己能做到的事越來越多，才能遠離老年衰弱症與失智症的威脅。

50 包包使用塑膠製的「輕盈便宜貨」才是最好的選擇

年屆高齡後，最好避免使用名牌包。因為幾乎所有的名牌包都「很重」。因為大部分名牌包都是用真正的皮革製成，光是包包本身就很有重量。

無論是用手提或肩背沉重的包包，都一定會引起肩頸僵硬疼痛。再加上只讓單手、單肩乘載重量，都很容易讓身體失去平衡，造成腰部與腿部疼痛。而且身體的動作變得遲鈍後，遭遇意外的風險也會大幅提高。

年齡漸長後，塑膠製的輕盈包包就是最好的選擇。光是減輕包包的重量，就能大大減少肩頸僵硬疼痛的問題。

此外，正如前述提及，若能靈活運用肩背包，讓雙手空出來，不僅對身體的負擔比較小，也能保持行動自如。

還有一點就是千萬別忘了**時時檢查背包，取出不需要的雜物**。只要包包變輕，身心也會跟著輕盈起來。請大家一定要定期檢查包包的內容物。

51 不花錢的「預防跌倒居家改造術」

發生在高齡長者身上的意外有百分之七十七・一是在「自家中」發生。第二順位的道路占比為百分之九，第三順位的一般設施則為百分之八，可看出在家裡發生意外的比例是壓倒性地高。

其中，最引人矚目的就是「踏空階梯而摔倒」、「下床時跌倒」、「被地毯絆到而跌倒」、「在浴室滑倒」等跌倒相關的意外。為了順利跨越「八十歲的高牆」，最重要的就是一定要預防「在家裡摔倒」。

其實，只要將居家環境稍作打點，就可以大大降低在自家中跌倒的風險。過了七十五歲後，若是感覺到自己的下盤變得比較不穩，就建議將家裡改造成可以「預防跌倒」的環境。

儘管如此，也沒有必要動到房間格局、做大規模的裝修。只要做一點簡單的防護，例如：「在樓梯及高低差附近設置扶手」、「在腳邊設置照明設備讓路徑變明亮」等，就可以大幅減少跌倒的機會。

這類的居家無障礙環境的修繕，若是政府認定長者需要照護，便能從照護保險中撥款補助，每個縣市也都有各自的補助制度，請大家不妨向距離最近的行政窗口向居服員洽詢。

此外，「不要在樓梯與動線上放置物品」也是預防在自家跌倒的重點之一。只要養成小小的好習慣，就可以遠離一連串跌倒→大腿骨骨折→漫長的復健→罹患失智症的連鎖效應。

52 冬季一定要讓家裡保持溫暖，才能避免跌倒

高齡長者最容易跌倒的季節就是「冬季」。

一旦天氣寒冷，高齡長者的體力就很容易下滑。再加上寒冷的季節會讓人不想從暖桌裡爬出來，導致運動不足、體力下滑，跌倒的風險便會大幅上升。

而且當室溫較低時，高齡長者幾乎都會穿上厚重的衣物保暖，使得行動更不方便，這也是容易跌倒的原因之一。

所以，要預防冬季在家裡跌倒，最重要的就是不要捨不得花水電瓦斯費。一定要充分使用保暖電器，讓房間內保持溫暖。光是這樣就能使行動敏捷許多。

此外，我也建議將窗戶改成雙層窗，更能維持室內的溫度。雖然施工多少會花一點錢，不過只要能加強隔絕冷空氣，就能節省水電瓦斯費，只要過幾年就可以回本了。

不僅如此，由於雙層窗本身也是節能產品，有些縣市可能可以申請補助。而雙層窗的施工大約只要半天就可以完成。

事實上也有數據指出，在北海道等住宅保暖斷熱設備較普及的地區「冬季死亡增加率較低」。而且更有報告顯示：「將窗戶改為雙層窗加強斷熱功效後，血壓也會變得比較低。」

53 夏季室溫超過二十七度就打開冷氣吧！

關於室內溫度對高齡長者的影響，「夏季酷暑」比冬季低溫更需要注意。由於近年來地球暖化的緣故，夏季在自家裡中暑的高齡長者急遽增加。

大多數高齡長者平時攝取的水分原本就偏向不足，而且對冷暖的感受力與體溫調節功能都會降低。再加上有許多人都因為「不喜歡吹冷氣」、「捨不得花電費」等原因，即使是炎熱的盛夏也很少開冷氣。

在不開冷氣的情況下，夏季的室內溫度很可能會超過三十度，甚至會飆到三十五度的高溫，不少人因此在家裡中暑，被救護車送到醫院，嚴重的話還可能丟掉性命。

尤其是住在公寓高樓層，特別是頂樓的人，千萬要多加留意。公寓高樓層雖然平時日照採光較佳，但到了夏季大晴天的日子，室內溫度就會直線上升。**等到察覺不對勁時，往往已經陷入重度中暑的狀態了。**

話雖如此，我想一定還是有人不願意經常使用冷氣，建議裝置遮光窗簾、捲簾等，盡量讓室內溫度保持在二十七度以下。

請大家一定要記住，溫度計是高齡長者的生活必須品之一。請購買以數字標示溫度的大顯示器溫度計，放在電視旁邊等容易看到的位置。一旦夏季室內溫度超過二十七度，即使再怎麼不情願，也請直接打開冷氣吧！

54 早晨起床後，就先從「換掉睡衣」開啟一整天

讓高齡長者陷入老年衰弱症的最大原因，就是「一整天閉門不出」。

整天待在家裡，會讓人運動不足，進而導致食慾不振。一旦陷入營養不良的狀態，再加上運動不足，體力很快就會下滑。很多高齡長者都是因為上述原因陷入老年衰弱症，一旦跌倒、骨折，就從此臥病在床，變成需要照護的狀態。

所以，高齡長者才是最需要「出門」的一群人。無論有沒有事要辦，每天都至少要出門一次才行。

為維持每天出門的習慣，建議大家在**早晨醒來後，第一件事就是將睡衣換**

掉。無論當天有沒有安排計畫，先換上可以穿出門的衣服就對了。

這麼一來神奇的事情就會發生，換上外出衣物後，感覺出門就不是一件麻煩事了。既然都換了衣服，那就順便出門散散步、去一趟便利商店買點東西吧！

與其一整天都把自己關在家裡，光是這樣就可以帶給身體與心靈充分的刺激了。

55 就算只是「去附近而已」，也畫好妝再出門吧！

最近在高齡長者的精神醫療方面，「化妝療法」備受矚目。陸續有許多研究報告指出，在照護中心等設施當中，為患有失智症的高齡女性兩週畫一次妝，結果顯示「失智症的惡化速度有所減緩」。

只要是身為女性，相信大家都知道化妝可以讓自己的心情振作起來，照鏡子時看到自己變漂亮了，就讓人備感幸福。這麼一來，便能排解憂鬱低潮的情緒，甚至延緩失智症的惡化。

此外，在心境上重返年輕，體內的荷爾蒙分泌也會變得更均衡，讓內臟狀態變得更好。

不僅如此，自己親手化妝也能鍛鍊大腦與身體。前往藥妝店等商店選購合適的化妝品，能對大腦造成良性刺激；以雙手使用化妝品，更有助於維持握力等雙手的能力。

換句話說，持續自己化妝也能預防老年衰弱症與失智症找上門。

56 難以入睡就容易忘東忘西

現在我想聊聊關於「睡眠」這件事。事實上，高齡長者要維持健康，「睡眠」與「飲食」同樣重要，而且睡眠也是大家都很關心的問題。其實，我們老年精神科醫師最常聽患者傾吐的煩惱正是：「醫師，我最近常常睡不好……」

在告訴大家如何解決睡眠困擾之前，我想先從「睡眠對人體而言究竟具有什麼功效？」、「高齡長者為什麼會睡不著？」開始說起。

人類之所以需要睡眠，是為了維持身體功能，這並不僅限於高齡長者而已。當我們睡著後，呼吸與心跳都會變慢，體溫也會稍微降低一些。這麼一來，**不僅能讓內臟獲得休息，多餘的能量還可以形成免疫力等對抗疾病。**

當我們感冒發燒時會疲倦想睡，就是身體正在對抗入侵的細菌或病毒的最佳證據。當白血球抵禦細菌或病毒時，會釋放出一種名為胞壁肽（muramyl peptide）的物質，人體受到這種物質的影響就會產生睡意。

不過，年屆高齡後，幾乎人人的「睡眠習慣」都會有所改變。隨著年齡增長，大腦內部會發生變化，所謂的生理時鐘也會產生改變，比起年輕時的睡眠會顯得更早睡早起。

不僅如此，屬於熟睡階段的非快速動眼睡眠也會減少，變得比較不易熟睡。因此，才會有許多高齡長者都感覺自己「常常睡不好」。

高齡長者「常常睡不好」的症狀大致上可分為三種。

第一種是躺到床上後需要花上許多時間才能真正睡著的「入睡困難型」；第二種是半夜經常醒來的「無法熟睡型」；第三種則是清晨一旦醒來後就再也無法入睡的「清晨早醒型」。

無論是哪一種類型，只要平時睡眠不足，罹患失智症的風險就會增加。根據一項針對一千名六十五歲以上高齡長者的調查顯示，回答「完全睡不著」的人，在五年後罹患失智症的機率更高。

此外，就算沒有真正罹患失智症，只要睡眠不足就會開始忘東忘西。因為睡眠與記憶本來就有密不可分的關聯。

白天輸入大腦中的記憶，會在睡著時於大腦內部被重新歸類為「重要的記憶」與「不重要的記憶」。重要的記憶會從短期記憶轉變為長期記憶。可是，一旦睡眠時間變短，腦海中的記憶便沒有充足的時間順利轉變為長期記憶，結果就會導致頻繁發生忘東忘西的情況。

睡眠不足除了會對大腦有害，當然也會對身體帶來不良影響。一旦睡眠不足，罹患癌症的風險也會增加。有一項針對兩萬四千名四十～七十九歲女性進行長達七年的追蹤調查，結果顯示相較於睡七小時以上的人，睡眠時間不滿六小時的人罹患乳癌的機率是一．六倍。原因就在於睡眠不足會造成免疫力低落。

此外，也有研究報告指出，**一旦睡眠不足，罹患糖尿病與高血壓的機率約是一般人的兩倍。**這是因為睡眠不足會使胰島素的作用變差，導致血糖上升的緣故。

而且，罹患糖尿病或高血壓後，又會變得更睡不好，陷入惡性循環。因為一旦罹患糖尿病，就會出現夜間頻尿的問題，再加上口乾舌燥、腳痛、腳麻，許多糖尿病患者都有失眠的問題。

另一方面，若是罹患高血壓，就會使交感神經優先作用，讓人陷入難以入眠的狀態。

57 不必執著於「平均睡眠八小時」

如同前述，「睡眠不足」會帶來許多危機，究竟該怎麼做才能一夜好眠呢？在討論這個問題之前，我認為「不要太在意自己到底睡了多久」，才能睡得更好。

尤其是不要特意追求「八小時」這種平均睡眠時間。因為每個人需要的睡眠時間不相同，而且個人差異非常大。

在這個世界上，**有些人就算只睡三小時依然神采奕奕，例如拿破崙就是著名的短睡眠者**；也有些人需要睡到十小時，例如愛因斯坦正是長睡眠者。所以，在討論睡眠時並不能一概而論「一定要睡八小時」。

在大部分的情況下，睡眠時間為五～八小時左右的人，只要在白天不會產生強烈的睡意與嚴重的疲憊感就沒問題。如果要一個平常只睡六小時就能神清氣爽起床的人，勉強自己睡到八小時，反而會累積多餘的壓力。

在此，不妨看看世界上的「名人」們究竟都睡多久，給大家作為參考。據傳微軟創辦人比爾·蓋茲睡七小時、亞馬遜創辦人傑夫·貝佐斯睡七小時、特斯拉的伊隆·馬斯克睡六小時，這些全球資訊業霸主們在每天繁忙的生活中，依然還是有睡到一定程度的時間。

另一方面，據說川普總統的睡眠時間只有四小時，而明石家秋刀魚則是更短的三小時，日本演藝圈中甚至流傳著「從來沒看過秋刀魚睡覺的模樣」，看來這位搞笑巨匠應該就是典型的短睡眠者。

至於我自己則是晚上睡五～六小時，下午再午睡一小時左右，這樣似乎是最適合我的睡眠方式。由於我目前有在服用治療心臟衰竭的利尿劑，晚上幾乎每兩到三小時就會因尿意而醒來，不過至今上完廁所回來都可以繼續倒頭大睡，所以對我而言不成問題。

總而言之，大家不需要對「睡眠時間」太過敏感。有時候就算只睡了五小時，醒來依然會覺得「今天真是神清氣爽的一天」，這就是人類的神奇之處。

請大家不要在意平均數據，只要重視自己的感受就好，試著相信自己的生理時鐘吧！

58 比起「晚餐」，確實攝取「早餐」更能助人一夜好眠

睡眠與飲食有著密不可分的關聯，尤其是「飲食的時間點」比「飲食內容」更加重要。必須在固定的時間用餐，才能建立起規律的日常生活，並獲得一夜好眠。

特別是一天之中的第一餐——「早餐」，正是建立起身體節奏的重要功臣。

首先，在咀嚼「早餐」時能刺激大腦，帶來喚醒身體的功效。再者，在早上確實攝取充分的營養，讓身體在白天活動時充滿活力，到了晚上才能獲得一夜好眠，創造出良性循環。

反之，若是不吃早餐，也是造成失眠的原因之一。因為要是省略了早餐，

晚餐攝取的比重就會上升，這麼一來也會對緊接而來的睡眠帶來不良影響。

所以即使是**沒什麼胃口的早晨，也請先吃一根香蕉**，便能達到開胃的功效。

從營養學的層面來看，早餐、午餐、晚餐的理想比例為三、三、四。不過我認為如果是高齡長者，晚餐的比例應該再稍微低一些，早、中、晚餐各吃三分之一左右會比較恰當。

只要在固定的時間按照這樣的比例進食，就能調整出良好的睡眠節奏。

59 牛奶要在「晚上」飲用，而非「早晨」

那麼，究竟要吃哪些食物才有助於一夜好眠呢？正確答案是富含蛋白質的食物。因為蛋白質能製造出帶來睡意的物質。

睡意是由一種名為褪黑激素的荷爾蒙所誘發。大腦的松果體會分泌出褪黑激素，讓人舒適放鬆地睡著。

血清素是一種神經傳導物質，能促使褪黑激素分泌；而血清素的原料則是一種名為色胺酸的必需胺基酸。由於胺基酸是構成蛋白質的基本單位，只要平時多留意攝取蛋白質，自然便能合成色胺酸，幫助遠離失眠的困擾。

一般的肉類（尤其是瘦肉）、牛奶、乳製品、豆腐、納豆與杏仁等，都是富含蛋白質的食材。

其中，最適合用來「幫助睡眠」的就是牛奶了。歐美國家的家庭在小孩要睡覺前，常會給小孩喝一杯溫牛奶，這在醫學及營養學來看都是正確的做法。

牛奶不僅富含色胺酸，溫熱飲用也能使體溫稍微上升，能幫助身體舒適地進入夢鄉。此外，牛奶也含有大量的鈣質，**鈣質具有讓神經放鬆的作用**，同樣也有助於入眠。

只不過，平時只要一提到牛奶，大家就很容易以為「牛奶該在早上喝」，事實上，若想獲得一夜好眠，牛奶反而應該在「晚上」喝才對。

此外，起司這種乳製品也含有豐富的鈣質，在晚上吃也能幫助提升睡眠品質。但起司的種類千變萬化，每一種起司的製造方式都有所不同，因此鈣質含量也差異甚大。根據日本食品標準成分表可知，在深受大家歡迎的各種起司之中，帕馬森起司的鈣質含量最高，一百克之中就含有一千三百毫克的鈣質。

再來則是含有六百三十毫克鈣質的加工起司、五百九十毫克的藍紋起司，以及四百六十毫克的卡門貝爾起司。

而茅屋起司（五十五毫克）、奶油乳酪（七十毫克）與馬斯卡彭起司（一百五十毫克）則是鈣質含量較少的起司。這些起司儘管適合搭配紅酒一同享用，但實際上並不適合用來幫助睡眠。

60 睡前喝一杯酒反而會降低睡眠品質

雖然我並不是那種喜歡叨念「這也不行、那也不行」的醫師，但我真的不建議大家養成「在睡前喝一杯酒」的習慣。因為借助酒精的力量入眠，**不僅可能會酒精成癮，而且還會降低睡眠品質。**

喝酒後再上床就寢，的確會比較容易睡著。但壞處是睡得很淺，而且容易中途醒來，結果導致睡眠品質惡化。

這是因為身體攝取酒精後，會消耗維生素B6及鎂，而這兩者正是分泌褪黑激素所需的營養素。

尤其是大量飲酒後，會破壞快速動眼期與非快速動眼期睡眠的運作，讓人更容易中途醒來。喝太多的隔天早晨「反而很早就醒了」，應該有不少人都有過這樣的經驗吧！

此外，年屆高齡後，負責代謝酒精的肝臟功能會下滑，使酒精容易長時間殘留於體內。因此，就算喝得比年輕時少，依然很可能會酒精成癮。為了避免上述情況發生，請大家務必戒掉在睡前喝一杯的習慣。

61 讀一本有點難的書就會想睡了

希望獲得一夜好眠，其實還有許多訣竅。在此整理出助眠的重點。

首先，在白天要盡量「沐浴在陽光之下」。因為照射太陽光能增加睡眠荷爾蒙——褪黑激素的分泌量。

在白天適量運動，當然也能讓晚上更好睡。例如散步、伸展、瑜珈等運動，都能促進血液循環，讓緊繃的肌肉獲得放鬆，令心情變得更輕鬆。這麼一來，副交感神經便能優先運作，讓人更容易舒服地進入夢鄉。

就寢前看點書也是不錯的選擇。有研究報告指出，只要閱讀六分鐘後，心跳數就會下降，原本緊繃的肌肉也能獲得放鬆，讓副交感神經優先運作。

而且還有研究指出，此時若能選擇閱讀「有點難」的書，更能幫助入眠。因為在閱讀困難的書籍時，大腦會分泌出一種名為腦內啡的鎮靜物質幫助我們消除這份「痛苦」，藉由腦內啡的效果讓我們更容易入眠。

不過，閱讀只限於「紙本書」才能帶來這樣的效果。**絕對不可以在就寢前用手機看小說或報導**，因為手機螢幕散發出的藍光會讓人更難以入眠。

藍光是一種具有強烈能量的光線，會進入眼睛深處。若在夜間看到藍光，大腦會從藍光的亮度判斷出現在屬於白天，進而改變體內的生理時鐘。這麼一來，就會導致大腦減少分泌褪黑激素，讓人無法入眠。

62 依自己的情況調整午睡時間，神清氣爽一整天

正如前述，雖然拿破崙只睡三小時這件事廣為人知，不過其實他也有睡午覺的習慣。此外，英國前首相邱吉爾也是一定要午睡的人，他甚至在國會議事堂特地準備了一張床用來睡午覺。美國前總統甘迺迪每天中午用完餐後一定會睡午覺，據說如果有人吵醒他甚至還會被革職。

一般認為「午睡」要控制在「十五～二十分鐘之內」比較好。因為在這麼短暫的時間內，「體溫不會下降，能神清氣爽地醒來」，而且「不至於影響到晚上睡眠」的緣故。

雖然這樣看來確實有道理，不過每個人的睡眠情況差異甚大，我認為在全

盤接受所謂的「常識」之前，不妨先用自己的身體做「人體實驗」，確認適合自己的午睡長度會更好。

確認的方法非常簡單，只要分別睡二十分鐘、四十分鐘或一小時，就可以找出適合自己的午睡長度。

我本身就違反了所謂的一般「常識」，每天都要睡一小時的午覺。當早上的工作結束，**用完午餐後，我會在下午一點左右躺到床上睡一小時**，這是我長年來的生活作息。

事實上，我這樣的作息也是受到職業所影響。每當用完午餐後在診間聽患者說話時，老實說有時候真的會很想睡。為了避免在診間產生睡意，我需要在下午看門診前先好好睡上一覺。

以前年輕時在外面工作，沒辦法躺在床上好好睡午覺時，我都會去卡拉OK包廂裡睡午覺，再迎接下午的工作。

我是在重複嘗試過許多次不同的作法後，才找到現在這樣最適合自己的午睡方式，大家也不妨「試試看」各種睡法，今天先試睡二十分鐘、明天再試睡四十分鐘，找出最適合自己身體、最不容易感覺疲累的午睡方式吧！

63 高齡長者的泡湯溫度若超過四十二度，就有死亡之虞

對高齡長者而言，泡湯可能會是雙面刃。如果能聰明地泡湯，就能延長健康壽命；但若是出了差錯，甚至可能會奪走性命。

浴室堪稱是高齡長者在家裡的「最危險區域」。每年約有一萬九千人是在入浴中死亡，比交通意外死亡數多了六倍以上，而其中又有百分之九十是六十五歲以上的長者。

不少名人都是在入浴中過世，例如棒球教練野村克也就是在自家浴缸裡失去意識，被發現後送去醫院才確認過世。演員平幹二朗與白川由美也是被發現倒在自家浴室後過世。

大部分高齡長者在浴室猝死的主因，幾乎都是腦中風或心臟病發作。由於入浴時血壓會急遽上升又急速下降，所以很容易引發這些疾病。尤其是突然泡進熱水裡，血壓很可能會急速上升三、四十，導致循環系統無法維持平衡，使得發生意外的風險大幅提升。

因此，高齡長者入浴時千萬要記住下列幾個要領。

那就是在「溫水」裡泡「短時間」就好。將水溫控制在三十八～四十度之間，入浴時間則大約十分鐘即可，這樣就不至於對腦血管及循環系統造成太大的負擔。

不過，即使是比較不燙的溫水，泡澡時也要記住「慢慢下水」。因為就算水溫不高，突然將全身一口氣浸泡進溫水裡，還是會讓全身血管急速擴張，導致血壓下降，容易引起腦貧血。

因此，請大家一定要慢慢下水。泡澡時的訣竅就在於要**從距離心臟較遠的位置開始慢慢下水**。一開始先讓腳底泡進水裡，接著再慢慢讓跨下、手臂也進入水中，讓身體逐漸適應水溫後，再連肩膀也浸泡於水中。這麼一來，身體末梢血管擴張的速度就不會那麼快，不至於對心臟造成太大負擔。

入浴時最危險的就是水溫超過「四十二度」。因為一旦浸泡於超過四十二度的熱水中，血壓會急速上升，對心臟與大腦都會造成相當大的負擔。

還有，希望大家要知道一件事，泡澡的水溫越熱，身體越容易「變冷」。雖然大家都會覺得浸泡在熱熱的水裡感覺比較溫暖，身體變冷的速度比較慢，其實完全相反。

原因有二，首先因為水溫較高就沒辦法久泡，即使身體表面已經變熱，身體內部還是處於尚未變熱的狀態，在這種狀態下就急著起身離開浴缸，身體當然沒辦法真正溫暖起來。

再來就是浸泡在熱水中會流出大量的汗水。離開浴缸時，汗水會瞬間蒸發，汗水蒸發的氣化熱會一併帶走體溫，所以身體就更容易變冷了。

64 避免在用餐前及用餐後入浴

在前一節中已經告訴大家入浴的危險性了，不過事實上入浴泡澡當然也有許多好處，入浴的健康效果大致可分為下列四點：

首先，入浴的「溫熱效果」能讓血管擴張、促進血液循環。這麼一來，新陳代謝也會變得更活躍，並且增強免疫力。

第二是入浴的「水壓效果」。將水的壓力加諸於血管，也能使血液循環變得更好。

第三是入浴具有「浮力效果」，能讓身心從體重獲得解放，達到放鬆的功效。

最後當然就是「清潔效果」了。洗去身上的汗水與髒污的老廢物質，可預防細菌繁殖、感染傳染疾病。

入浴儘管好處多多，不過請大家還是要避免在「用餐前後三十分鐘」這段時間入浴。在此我將區分為「餐前」及「餐後」，分別為大家說明為什麼這段時間不能入浴。

首先，「用餐前」不可以泡澡的原因就在於「空腹」。由於入浴泡澡會消耗很多能量，飢餓時泡澡很可能會發生意外。前往溫泉旅館時，房間的桌上通常會備有溫泉饅頭等甜食，就是旅館的貼心安排：「請大家稍微先吃點東西，不要空腹入浴泡湯」。

另一方面，不建議「用餐後入浴」是因為這樣會妨礙消化。入浴泡澡時，血液會集中在身體表面，進入消化系統的血液會減少，導致消化器官的運作受阻。一旦**身體沒辦法好好消化、吸收，就很容易引起胃下垂等症狀。**

再加上入浴時受到水壓的影響，腰圍會縮小至少兩公分，使腸胃受到壓迫，這對消化當然不是一件好事。當我們前往溫泉設施時，都會看見「請避免在用餐後立即泡湯」的提醒，就是出於這個緣故。

此外，酒醉後入浴當然也萬萬不可。酒醉後入浴會使血壓變動得更加劇烈，誘發心肌梗塞，腦出血的風險也會跟著大幅飆升。

不僅如此，由於身體需要水分才能分解酒精，在酒醉時入浴又會出汗，這麼一來很有可能會引起脫水狀態，千萬要多加留意。

65 利用蓮蓬頭儲水，預防熱休克

入浴時因「溫差」而產生的各種疾患，我們稱為「熱休克」。尤其是在冬季，浴室與家中其他地點的溫差過大時，就很容易引起熱休克。

因此，建議大家在入浴前先想辦法讓浴室變得溫暖起來，可在更衣處或浴室中**設置暖氣，減低浴室與客廳等其他空間的溫差後，再進入浴室**。

此外，也可以將浴室的窗戶替換成雙層窗，加強浴室的隔熱程度，也是維持溫度的方式之一。

還有，在浴缸儲水時，請使用蓮蓬頭儲水，而非水龍頭。因為使用蓮蓬頭儲水，就能拉長熱水接觸空氣的時間，讓浴室裡產生熱氣，便能提升浴室裡的溫度。

66 下午兩點到四點最適合入浴

最後，我想和大家聊聊四個「應避免入浴的情況」。

- 「今天感覺特別疲倦」——雖然入浴基本上可以消除身體疲勞，但同時也會讓身體更疲勞。因為入浴三十分鐘所消耗的熱量，幾乎等同於慢跑一公里。若是「感覺特別疲倦」的日子，就先**別入浴泡澡，直接就寢會比較好**。
- 散步等「運動後」——雖然揮汗運動後，會讓人很想把身體洗乾淨，不過這種時候建議大家淋浴就好，不要進到浴缸裡泡澡。因為運動後全身的血液會流向肌肉及皮膚表面，這種時候入浴泡澡會讓血液更集中至皮膚，使血液無法輸送至大腦，容易引發貧血等問題。

● 早上泡澡——一早就進入浴缸泡澡會消耗體力，反而讓人感覺更疲勞。若是在就寢時有流汗，只要用蓮蓬頭沖澡就好。

此外，最適合泡澡的時機是下午兩點~四點左右。因為這段時間是身體最能維持體溫與血壓的時候，許多照護中心也都將這段時間設定為入住者的入浴時間。

● 沒人在家的時候——如果是與家人一起同住的高齡長者，請盡量在家人在家時入浴。因為高齡長者也很可能在浴室內失去意識，要入浴前先跟家人說一聲會比較放心。

第 5 章

盡情玩樂、外出、歡笑吧！

67 比起「與家人同住」，「獨居」更長壽

一般而言，「獨居」的人會比「與家人同住」的人更健康，罹患失智症的風險也比較低。

原因就在於一個人住會更常活動身體。獨居的人**必須自己購物、準備三餐**，無論打掃、洗衣樣樣都得自己來。而且因為在家沒有說話的對象，外出的機會就會增加，這也能達到多活動身體的目的。總而言之，獨居之所以更長壽，關鍵就是「活動身體的機會比較多」。

在此，我整理出高齡長者多活動身體的好處：

一、「提升免疫力」效果——只要活動身體、運用肌肉，就能使體溫上

升，促進血液循環。這麼一來，免疫細胞便能隨著血流發揮更好的作用。

二、「預防失智症」效果——若是不活動身體，肌肉就會漸漸衰退，走路速度越來越慢，步伐也會變小。有研究報告指出，這些退化都與認知功能下滑有著密切的關連。

三、「預防骨質疏鬆症」效果——想要讓骨骼更強健，就必須給骨骼一些負荷、帶來良性的刺激。「活動身體」就是最有效的方式。

四、「預防跌倒」的效果——活動身體可以維持肌肉量，進一步預防「跌倒」。

五、「提升睡眠品質」的效果——白天多活動身體，到了晚上就能獲得一夜好眠。這麼一來便能消除疲勞，連帶「預防各種生活習慣病」找上門。

68 年屆高齡後「心肺功能」也不太會衰退，最大的問題是「肌肉」

年齡漸長後，即使平時運動不足，「心肺功能」也不太會衰退。

首先，在心臟的領域有「心力儲備」的概念。這是指一旦發生意外時，心臟可以比平常安靜不動時增加輸出多少動力的能力。具體而言，二十五歲時心臟可以輸出比安靜時多四・六倍的動力，到了七十歲則下降為三・三倍。雖然比年輕時來得低一些，不過還是可以比安靜時增加輸出三倍以上，所以不需要太擔心。此外，肺活量也不會衰退太多。比起二十五歲時，年屆七十後平均只會減少百分之十七的肺活量，而肺活量是一般安靜不動時呼吸量的六～八倍，減少區區百分之十七也不會造成問題。

只要能正常走路，運動能力也能有所保留。

由此可知即使上了年紀，「心肺功能」也不會如想像中地大幅衰退。**雖然心肺功能不太會衰退，肌肉卻會快速衰退**。年屆七十歲後，全身的肌肉量會比二十五歲時平均減少百分之三十。

肌肉量一旦減少，就會產生各式各樣的問題。因為肌肉是人體當中最大的「發熱器官」，肌肉減少後體溫（正常溫度）就會下降。這麼一來，免疫細胞的活動就會減弱，甚至可能變得更容易罹患癌症。

肌力一旦下滑，當然容易陷入「肌少症」（Sarcopenia）的窘境。所謂「肌少症」是指隨著年齡增加，肌肉量與身體能力都隨之下滑的狀態。肌少症這個單字是由希臘語中的肌肉「Sarco」與喪失「Penia」結合而成，是老年醫學界常見的用語。

一旦陷入肌少症的狀態，就連站立與步行等日常動作都會變得困難重重。當高齡長者越來越少走路之後，體力也會更加衰退，最後變得連雙腳都抬不太起來，走路時也更容易跌倒。總而言之，高齡長者最需要的運動是能「維持肌肉量」的運動，而不是「提升心肺功能」的運動。

69 七十幾歲時要多走不同的路線，八十歲後就走固定的路線吧！

我最近在看一本書《*First Steps: How Upright Walking Made Us Human*》（人類的第一步：直立行走如何塑造人類，暫譯，Jeremy Desilva著）。其實我是被日文副書名：「讓人類生存下來的不良雙腳」吸引，才會開始閱讀這本書。

人類的雙腳確實構造不良。人類在演進過程中彷彿超越了生物進化的規則，開始「用雙腳走路」，但說實話人類的雙腳要支撐大大的頭腦與上半身實在是太不合適了。

最佳的證據就是其他用四隻腳走路的動物，都不會跌倒受傷。可是，人類下半身的體力一旦下滑，就很容易站不穩、跌倒，而且還會受很嚴重的傷。要是我們沒有刻意維持肌肉量，就沒辦法妥善運用如此「構造不良的雙腳」。

年屆高齡後，究竟該怎麼做才能維持肌力呢？答案依舊是「走路」。唯有持續走路，才能讓人一直走下去。走路不只會使用到下半身的肌肉，也能同時鍛鍊到背肌與腹肌。**走路可說是最簡單的全身性鍛鍊。**

而且走路還能提升血液循環，加強心肺功能與代謝功能，甚至可以維持年輕的身體。

在此，我要告訴大家幾個關於高齡長者進行「走路」這項鍛鍊的重點。

一、無需執著「走路的速度」

在寫給年輕人看的走路相關書籍中大多會寫：「走路速度要達到時速六公里以上」，不過高齡長者不需要太介意走路的速度。年齡漸長後，肌肉很快就會感到疲勞，乳酸也會更容易堆積。最重要的是依照自己的體力與身體情況，以適合自己的速度走路即可。

此外，在老年醫學領域中，判定老年虛弱症與肌少症的標準幾乎都是「步行速度未滿一秒一公尺（未滿時速三．六公里）」。不過，就算速度並未達到標準，至少還是比完全不走路好得多了。

二、開始走路前至少要伸展「這兩處」

開始走路前，請好好放鬆肌肉。最好是伸展全身的肌肉，要是做不到，**至少要確實伸展小腿肚與大腿內側肌肉**。這兩處肌肉可說是讓高齡長者繼續走路的生命線，要是這兩處肌肉疼痛，後果不堪設想。

三、七十幾歲時要多走「不同的路線」，八十歲後就走「固定的路線」吧！

至於走路的路線，七十幾歲之前最好多走一些「不同的路線」。因為走路時會發現許多平時搭車或騎腳踏車時不曾注意過的風景，這些生活中的發現可以為大腦帶來很好的刺激。

不過，過了八十歲之後，我建議每天都走一樣的路線，或自己習慣的路線就好。一旦走了不熟悉的路線，就很有可能跌倒或迷路，風險不容小覷。

四、雨天就「在家」走路

若是下雨天，幸齡長者沒有必要冒著「風險」在濕滑的路上走路。光是在家裡「假裝走路」，其實也能達到一定的運動量。

在家假裝走路的方法很簡單，只要讓雙腳一前一後，並按照「一、二、一、二」的頻率前後擺動手臂即可。光是這樣就能讓身體溫暖起來，還能放鬆肩胛骨周遭的肌肉，讓肩頸僵硬的問題獲得改善。

70 買一雙「好鞋」，就是買到了「健康雙腳」

對高齡長者而言，穿上「好走的鞋子」遠比年輕時更重要。找到一雙適合自己的「好鞋」，就等同於是幫自己找到了「健康的雙腳」。在此，我要告訴大家幾個挑選「好鞋（好走又安全的鞋子）」的訣竅。

首先，建議大家選擇「腳尖處稍微往上翹的鞋子」。這樣的鞋子穿起來比較不易跌倒，踩起步伐也比較輕鬆。

尤其是走路時難以抬起腳根的人，室內鞋最好也要選擇腳尖稍微往上翹的「保健鞋」。一般在家裡穿的拖鞋不僅容易掉，也可能會造成絆倒，對於高齡長者而言其實非常危險。

尤其是下半身比較虛弱的人，即使是在室內也最好穿著「包住腳踝的鞋子」而非拖鞋，才比較安全又好走。

此外，**無論是室外鞋或室內鞋，都要選擇開口較大、容易穿進的鞋子**為佳。而附有拉鍊的鞋子穿脫起來比較輕鬆，也很適合推薦給高齡長者。

最重要的是一定要選「不易滑倒」的鞋子。年過七十後，即使是參加孫子的婚禮，也請不要穿著底部滑溜的皮鞋。

71 前往健身房的好處是可以「在水中漫步」

吉永小百合主演的《北之櫻守：媽媽的守護者》是一部以「失智症」為主題的電影，我在這部電影裡擔任「醫療指導」的角色。

因此，我獲得了跟吉永小姐面對面談話的機會。她本人看起來真的很年輕。吉永女士出生於一九四五年，現在已經年近八十，「八十歲的高牆」就聳立在她眼前。但從至少診療過數千位高齡女性的我眼裡看來，她應該是七十幾歲女性中最年輕的一位。

聽說吉永女士從年輕時就經常去健身房，主要都是在游泳，她非常擅長游蝶式。我認為吉永女士之所以能常保年輕，應該就是因為她長時間「待在水裡」的緣故吧！

現在，若是查詢健身房使用者的資料，會發現最常使用健身房的族群是六十幾歲，接下來則是七十幾歲的長者。現在健身房已經堪稱是以高齡長者為主的設施了。

如果你最近打算開始前往健身房，不妨像吉永女士一樣，選擇附有游泳池的健身房。如果平時常去的健身房沒有游泳池，我會建議考慮換一間附有游泳池的健身房。

我這麼一說，一定有人會卻步：「可是我不會游泳……」不要緊，我建議大家去附有游泳池的健身房，目的並不在於「游泳」，而是為了要讓大家在水中「走路」。

「水中漫步」是比在陸地上走路更好的運動。因為在水裡有浮力的緣故，身體不必承受體重的負荷，不會造成膝蓋或腰部疼痛，是一項非常安全的運動。**對高齡長者而言，與其在跑步機上慢跑，我更建議在水中漫步。**

再加上泡在冰涼的水中能帶來刺激，讓身體試圖維持溫度。這麼一來便能預防體溫調節功能衰退，並提升新陳代謝。

更不用說光是待在水裡，就能讓人備感放鬆了。

現在有很多健身房都會發放免費體驗券，凡事都要「試試看才知道」，請大家多多利用「體驗券」，親身體驗在水裡「走路」的樂趣吧！

72 你是否擁有幾項「一年可以投入數次」的興趣呢？

當我為高齡長者看診時，很多人都會感嘆：「我沒什麼興趣……」但當我繼續深入詢問後，其實這樣的人大部分都擁有「廣泛的興趣」。也就是說，雖然大家並沒有針對某一個興趣埋頭鑽研，不過平時卻有很多一年可以投入數次的興趣。

舉例來說，K患者一年會去看兩、三次棒球比賽，偶爾也會前往賽馬場觀戰；平時會去爬住家附近的低山，一年也會陪太太欣賞一次歌舞伎表演。而且他還會在家裡看YouTube上的落語影片——零零總總加上來，其實他花了很多時間在「興趣」上。

K患者也許沒有什麼可以值得驕傲說嘴的「興趣」，不過我認為像他這樣徜徉在各種休閒嗜好中的「雜食興趣」，可說是非常適合高齡長者的做法。

話說回來，日本人對於興趣的定義非常嚴格，似乎非得要「深入鑽研某件事才稱得上是興趣」。日本人傾向認為，若是沒有認真投入好幾年甚至幾十年，就「不配稱之為是興趣」。

但是，如果到了這種程度應該就算是勞動，而非興趣了吧！我認為就算一年只投入幾次，心情對了才去做，也可以光明正大地說是興趣。而且這樣的興趣**反而不容易膩，可以長久維持下去**。我認為對高齡長者而言，「自稱沒有興趣（實則興趣廣泛）」才能最理想地分配時間。

題外話，我身為高齡專科醫師長達三十五年，每當閱讀歷史小說時都會特別注意每個人物的「老後」與「晚年」，這大概是一種職業病吧！其中我最感興趣的就是江戶幕府最後一代將軍德川慶喜，因為他在晚年從事著「各種興趣」度過餘生。

德川慶喜是幕末維新時期重要人物中最長壽的一位，他一直活到大正二年，享年七十七歲。而且他還是在戊辰戰爭中失敗的前領導者，不是贏家，卻是最長壽的一人。

他在明治維新後過了一段低調謹慎的日子，後來移居至靜岡。當時他說了一句話：「今後漫長的歲月，我不能每天過著枯燥乏味的生活。」於是，德川慶喜在漫長的餘生中盡情享受了各式各樣的興趣，從照相、狩獵、腳踏車、民謠、油畫等，徜徉在廣泛的興趣之中。

我認為他之所以可以橫跨明治時代一直活到大正時代，都是拜他「廣泛的興趣」所賜。

73 如果真的沒有任何興趣，不妨去看場電影吧！

雖然如此，一定還是會有人說：「我連一年可以投入兩、三次的『興趣』都沒有。」如果是這樣的人，不妨就先踏進「電影院」看看吧！

因為我自己也有在拍電影，這個建議聽起來可能像是老王賣瓜，不過**欣賞電影是一項門檻極低的休閒活動**。若是以往沒有從事過任何興趣的人，突然要開始學習某項活動，絕對是一件難度很高的事。不過，前往電影院可說是毫無難度，只要購買電影票、坐進座位，就可以輕鬆體驗電影帶來的樂趣。

不妨先從現在上映的熱門電影中，挑選一部自己覺得「好像很有趣」的電影前往觀賞。

容我再強調一次，凡事都要試試看才知道。電影是一種只要著迷後，就會令人非常投入的深奧興趣。

不僅如此，看電影還有一個好處，那就是必須前往熱鬧繁華的地區或擁有電影院的大型百貨公司。也就是說，看電影也是讓自己關掉電視、起身上街的契機之一。

還有另一種興趣的參與門檻也很低，那就「蒐集物品」。我從為許多高齡長者看診後的經驗中得知，所謂的「蒐集癖」、「御宅族」基本上沒有人癡呆。我認為原因如下：

我在第三章中也有提及，「花錢是一件要動腦的事」。尤其是要蒐集物品的情況下，不僅要訓練自己的眼光，還要在有限的預算中買到高品質的產品。這些都是讓大腦靈活運作不可或缺的步驟，根本沒多餘的時間可以讓人發呆放空。

再加上當自己找到、獲得想要的物品時，那種興奮的感受也能預防癡呆。

蒐集物品的行為可以預防「情緒老化」；而且，**如果有在蒐集某些物品，也能成為與他人交流的橋樑與話題。**

不僅如此，蒐集物品更無需特地學習任何技巧，只要產生了蒐集物品的念頭，當天就可以自己開始行動。只要不是蒐集什麼骨董、寶石，其實並不如想像中花錢。

例如我知道有很多人都在蒐集「紙類產品」，像是蒐集不同款式的「筷套」、「標籤」等。我從許多高齡長者口中了解到這類收藏的深奧之處。也許你也可以開始試試看，說不定會有意想不到的新發現喔！

74 讀書給孫子聽，也能活化「自己」的大腦

「朗誦讀本給小孩聽」，也就是所謂的「說故事」，能對小孩的大腦帶來正面的影響。據說把四個孩子都送進東京大學三類組理學院（醫學院）而聲名大噪的佐藤媽媽（佐藤亮子），每天都會讀繪本給小孩聽。

另一方面，把故事說出口的人同時也能獲得好的影響。因為發出聲音朗讀，**比起在心中默念更能增加大腦中的血流量。**發出聲音朗讀不只是讀出來而已，自己的耳朵也能聽見自己的聲音，可以讓大腦處理更複雜的資訊，進一步達到活化大腦的效果。

此外，發出聲音朗讀也能同時鍛鍊口腔功能（從口腔到喉嚨的所有功能）。年屆高齡後，一旦說話的機會減少，口腔功能便會逐漸衰退，甚至就連

咀嚼、吞嚥能力也會下滑。這麼一來，危急時會取人性命的吞嚥功能障礙、吸入性肺炎的風險也會大幅提高。

當新冠肺炎盛行時曾做過一個高齡長者的口腔功能調查，發現說話變得不清晰的人增加了百分之五十之多。這是因為疫情下與人接觸的機會相當受限的緣故。在這種情況下，若能發出聲音朗讀給孫子聽，相信說話的清晰度應該不會受到影響才是。

即使平時沒有聆聽的對象，還是可以持續發出聲音朗讀。只要發出聲音朗讀喜愛的文章、名言佳句，讓自己細細品味就夠了。

75 「一天閱讀六分鐘」便能一夜好眠

話說回來，閱讀時就算只是在心中「默念」，也能帶來放鬆的效果。

根據英國索塞克斯大學的研究指出，剛開始閱讀的前六分鐘，可以減輕三分之二以上的壓力。因為當注意力都專注於文字時，心跳會變得穩定下來，原本緊繃的肌肉也能得到舒緩。晚上就寢前在床上看書之所以會變得想睡，也是因為大腦獲得放鬆的緣故。

閱讀當然也有助於鍛鍊大腦。有研究證實，平時有閱讀習慣的高齡長者發生失智症的機率比較低。

所以，一天就算只閱讀十分鐘也好，建議大家將閱讀當作每天必做的功課。如果您正在閱讀本書，相信平時就已經養成良好的閱讀習慣了。不過，現在每天都會翻開書本的人畢竟是少數，希望大家可以將閱讀當作是「大腦體操」，每天都進行十分鐘吧！

上了年紀要閱讀長篇小說或比較艱澀的書籍或許有些難度，建議不妨準備散文集、極短篇小說、短篇小說集等可以在短時間內享受閱讀樂趣的書籍。

若能將**一天讀一篇短篇小說的規劃排進日常生活**裡，肯定可以保持大腦的健康活力。

76 飼養寵物能促進分泌幸福荷爾蒙

在精神療法中有一項是「動物輔助治療」，例如在失智症患者居住的設施中飼養狗狗或貓咪等寵物，便能為大家帶來滿滿的笑容。

根據研究指出，若白天有接觸治療犬（主要為寵物犬），夜晚睡眠時被稱為「幸福荷爾蒙」的催產素分泌量，平均會增加百分之一百三十五。

這是因為白天與寵物有所接觸，再加上能藉由寵物的話題增加與旁人溝通機會的緣故。

在自家中飼養寵物當然也能帶來同樣的效果。只要跟動物接觸，並透過寵物提升自己與家人及社會間的連結，自然而然就能遠離失智症與老年憂鬱症的威脅。

而且，飼養寵物也能成為一種很好的運動。尤其是**飼養狗狗，因為必須帶牠散步**，出門次數自然會有所增加。

雖然養貓不需要出門散步，但貓咪會在家裡排泄，也必須清潔貓砂等。這種「有點麻煩又不會太麻煩」的瑣事正是活動身體的好機會。

不過，對高齡長者而言飼養寵物也並不見得完全沒有壞處。首先，高齡長者要是不小心被貓狗抓傷，傷口會比較難以癒合，甚至可能會併發感染。

此外，飼主的年紀越大，在照顧寵物時要餵食、清潔排泄物、剪指甲、刷牙、帶去動物醫院等，都會變得越來越辛苦。現在這個時代就連寵物也能活上十五年，因此在評估飼養寵物時，也要先計算自己的年齡能不能將寵物照顧到終老才行。

至於要選擇狗狗還是貓咪當作自己晚年的摯友，大家意見分歧。有些人會覺得「帶狗狗出門散步太累了」，但有些人卻認為「帶狗狗散步是一種很好的運動」。我這麼說或許是理所當然，不過我認為「只要選自己想養的寵物就行了」，這麼一來無論是飼主或寵物，都一定能分泌出大量的幸福荷爾蒙。

77 打造家庭菜園，充分活動額葉

「家庭菜園」是非常適合高齡長者從事的興趣。藉由「經營」小小的菜園，能為大腦及身體帶來許多好處。接下來我就要告訴大家經營家庭菜園主要的四大好處。

首先，在家庭菜園裡栽培蔬菜或花草，一定會大量運用到身體。在菜園裡蹲下、站起，就是自然的深蹲動作，對下半身而言是非常好的運動。

接著，由於是在戶外活動，一定能照射到充足的陽光。只要養成照顧菜園的習慣，便能自然而然促進維生素D與大腦神經傳導物質的合成。

而且無論是再怎麼小的菜園，只要自己成為「主人」管理菜園，就一定得經常動腦規劃才行。再加上大自然的運作並非一成不變的例行公事，每天都必須大量運轉大腦（尤其是額葉）。所以，即使是平時容易休眠的額葉也一定會派上用場。

最後就是「獨自一人也能享受栽種樂趣」，這點出乎意料地重要。隨時可以沉浸在自己喜歡的時光裡，才是能長久維持的關鍵。

78 只要笑一笑，真的可以笑走癌細胞

在我前一本作品中也有提及，「笑」能發揮極大的健康功效。

首先，只要笑一笑，自然會吸入大量的氧氣進入體內。由於高齡長者的呼吸肌與橫膈膜的肌力都會減弱，不僅肺活量會下降，血液中的血氧飽和度也容易變低。不過，**只要笑一笑自然就能轉換為腹式呼吸，讓身體暫時回到呼吸量較高的狀態。**

不僅如此，只要笑一笑，NK細胞的活性也會提升，同時加強免疫力。甚至有研究報告指出，在劇場觀賞喜劇演出後，NK細胞的活性會提升百分之三十五～四十五，這比藥物的功效還要更顯著。

若能提升免疫力，便能預防癌症找上門。罹癌的主要原因是當細胞分裂時出現錯誤，不良細胞繁殖的緣故。

只要提升免疫力，ＮＫ細胞就能夠清除這些「不良細胞」。但ＮＫ細胞的活性會在二十歲時達到高峰，之後逐年隨之下降，所以到了中老年後罹癌的人數才會越來越多。

不過，只要「笑一笑」，ＮＫ細胞的活性就能提高，連帶提升免疫力。現在我們已經得知，除了笑之外，刺激情緒波動也可以提升ＮＫ細胞的活性。請大家多多享受電影與戲劇帶來的樂趣，趕跑身體裡的癌細胞吧！

79 賭博、遊戲、競爭，能讓人靈活運用雙手及大腦

賭博當然要在「適可而止」的前提下才能進行，不過從延長健康壽命的角度來看，賭博並不算是不良嗜好，因為賭博時會充分運用大腦的緣故。而且，出乎意料地也會活動到「身體」。

舉例來說，當我們前往賽馬場時，通常會先去沙圈觀察馬匹的狀態，去「售票處」購買馬票，在觀景台觀賞比賽等，必須在各個地點來回移動。這麼一來，當然會走上比平常多好幾倍的路。此外，競輪、競艇比賽等競賽型賭博也是一樣。

另一方面，如果人與人之間的競爭型遊戲，比起圍棋或象棋，我更建議大

家打麻將。因為**比起圍棋、象棋，在打麻將時更需要一瞬間的判斷力。**摸完牌後要在幾秒內選出不要的牌丟出去——重複好幾百次這種瞬間的「判斷」，也有助於活化大腦。而且麻將也比圍棋、象棋更需要頻繁使用雙手，所以我才會建議大家打麻將。

近年來有越來越多幸齡長者在打所謂的「健康麻將」，也就是「不賭錢、不吸菸、不飲酒」的麻將。這麼一來也能擁有一群打麻將的朋友，保持與人交流，連帶達到遠離失智症與老年憂鬱症的目的。

80 申請換發駕照時，要先掌握「考試方向與對策」

近年來，高齡駕駛「換發駕照」的難度越來越高。高齡長者在換駕照時不僅需要接受「認知功能測驗」，一旦有違規紀錄，還需要接受更多各式各樣的檢查。

我認為天底下沒有比這更愚蠢的政策了。事實上，高齡長者發生交通事故的機率並不高，在交通事故中高齡長者為第一當事人（肇事主因）的比例，比十六～二十四歲更低。但政府卻不多加制定針對年輕人的事故對策，只一味要求高齡長者返還駕照。

這麼一來，就導致陷入**老年衰弱症、失智症、變得需要照護的高齡長者急速增加。**

高齡長者一旦失去駕照，就很容易陷入沒辦法出門的窘境。若是無法出門，就會讓運動功能與大腦功能迅速衰退。在許多調查、研究中，都已經證實高齡長者一旦返還駕照，變得失能需要照護的風險就會提升許多。

所以，我會建議大家如果可以就一定要「繼續開車」。駕駛車輛時，自然而然會鍛鍊到專注力與判斷力；再加上外出的機會增加，當然也能預防認知能力下降。

要是大家會「擔心自己是否能通過測驗」，不妨在測驗前多加練習，掌握考試方向與對策就行了。話說回來，本書讀者應該都是在競爭最激烈的嬰兒潮世代脫穎而出的人，考試前的「事前演練」有多重要，相信應該無須我多贅言，大家都深切明白才對。

「事前演練」的方法很簡單。現在市面上已經有許多「測驗題庫」，只要先利用題庫多加練習，在真正的測驗中就不會手忙腳亂了。

題庫內容大多是以往曾出題過的認知功能測驗（也就是所謂的考古題），

基本上都是問答形式居多。其中，也有我負責監修的「測驗題庫」。

我長年來也有在做指導學生考試的工作，基本上**無論是任何考試，只要掌握對策，合格機率就會大幅提升**。中國有一句俗話說：「上有政策，下有對策。」請大家認真練習題庫內容，就可以不受「暴政」的箝制，牢牢守護好自己的駕照。

Beautiful Life 85

幸齡人生80個樂活康養從容百歲的生活提案：
在日常生活中實踐快樂安老的祕訣！日本現象級暢銷書《80歳の壁》之具體實踐版，和田秀樹醫師寫給所有人的百歲人生指南

原著書名——80歳の壁［実践篇］幸齢者で生きぬく80の工夫
原出版社——株式会社 幻冬舎
作者——和田秀樹
譯者——林慧雯
責任編輯——劉枚瑛

版權——吳亭儀、江欣瑜、游晨瑋
行銷業務——周佑潔、賴玉嵐、林詩富、吳藝佳、吳淑華
總編輯——何宜珍
總經理——賈俊國
事業群總經理——黃淑貞
發行人——何飛鵬
法律顧問——元禾法律事務所 王子文律師
出版——商周出版
115台北市南港區昆陽街16號4樓
電話：（02）2500-7008 傳真：（02）2500-7579
E-mail：bwp.service@cite.com.tw
Blog：http://bwp25007008.pixnet.net./blog
發行——英屬蓋曼群島商家庭傳媒股份有限公司城邦分公司
115台北市南港區昆陽街16號8樓
書虫客服專線：（02）2500-7718、（02）2500-7719
服務時間：週一至週五上午09:30-12:00；下午13:30-17:00
24小時傳真專線：（02）2500-1990、（02）2500-1991
劃撥帳號：19863813 戶名：書虫股份有限公司
讀者服務信箱：service@readingclub.com.tw
城邦讀書花園：www.cite.com.tw
香港發行所——城邦（香港）出版集團有限公司
香港九龍土瓜灣土瓜灣道86號順聯工業大廈6樓A室
電話：（852）2508-6231 傳真：（852）2578-9337
E-mail：hkcite@biznetvigator.com
馬新發行所——城邦（馬新）出版集團 Cité（M）Sdn Bhd
41, Jalan Radin Anum, Bandar Baru Sri Petaling,
57000 Kuala Lumpur, Malaysia.
電話：（603）9056-3833 傳真：（603）9057-6622
E-mail：services@cite.my

封面設計——copy
內頁編排——唯翔工作室
印刷——卡樂彩色製版有限公司
經銷商——聯合發行股份有限公司 電話：（02）2917-8022 傳真：（02）2911-0053

2025年7月3日初版
2025年7月25日初版2刷
定價390元 Printed in Taiwan 著作權所有，翻印必究
ISBN 978-626-390-520-7
ISBN 978-626-390-516-0（EPUB）

城邦讀書花園 www.cite.com.tw

線上版讀者回函卡

國家圖書館出版品預行編目(CIP)資料

幸齡人生80個樂活康養從容百歲的生活提案：在日常生活中實踐快樂安老的祕訣！日本現象級暢銷書《80歳の壁》之具體實踐版，和田秀樹醫師寫給所有人的百歲人生指南／和田秀樹著；林慧雯譯.
-- 初版. -- 臺北市：商周出版：英屬蓋曼群島商家庭傳媒股份有限公司城邦分公司發行, 2025.07
248面；14.8×21公分. --（Beautiful life；85）
譯自：80歳の壁（実践篇）幸齢者で生きぬく80の工夫
ISBN 978-626-390-520-7（平裝）
1.CST: 老年醫學 2.CST: 長生法 3.CST: 中老年人保健 411.18 114004472